Aissata Kabore/Ouedraogo (Éd.)
Alphonse Sawadogo
Adama Traore

Taches de naissance chez les nouveau-nés de la ville de Ouagadougou

Aissata Kabore/Ouedraogo (Éd.)
Alphonse Sawadogo
Adama Traore

Taches de naissance chez les nouveau-nés de la ville de Ouagadougou

Étude des aspects épidémiologiques

Presses Académiques Francophones

Impressum / Mentions légales
Bibliografische Information der Deutschen Nationalbibliothek: Die Deutsche Nationalbibliothek verzeichnet diese Publikation in der Deutschen Nationalbibliografie; detaillierte bibliografische Daten sind im Internet über http://dnb.d-nb.de abrufbar.
Alle in diesem Buch genannten Marken und Produktnamen unterliegen warenzeichen-, marken- oder patentrechtlichem Schutz bzw. sind Warenzeichen oder eingetragene Warenzeichen der jeweiligen Inhaber. Die Wiedergabe von Marken, Produktnamen, Gebrauchsnamen, Handelsnamen, Warenbezeichnungen u.s.w. in diesem Werk berechtigt auch ohne besondere Kennzeichnung nicht zu der Annahme, dass solche Namen im Sinne der Warenzeichen- und Markenschutzgesetzgebung als frei zu betrachten wären und daher von jedermann benutzt werden dürften.

Information bibliographique publiée par la Deutsche Nationalbibliothek: La Deutsche Nationalbibliothek inscrit cette publication à la Deutsche Nationalbibliografie; des données bibliographiques détaillées sont disponibles sur internet à l'adresse http://dnb.d-nb.de.
Toutes marques et noms de produits mentionnés dans ce livre demeurent sous la protection des marques, des marques déposées et des brevets, et sont des marques ou des marques déposées de leurs détenteurs respectifs. L'utilisation des marques, noms de produits, noms communs, noms commerciaux, descriptions de produits, etc, même sans qu'ils soient mentionnés de façon particulière dans ce livre ne signifie en aucune façon que ces noms peuvent être utilisés sans restriction à l'égard de la législation pour la protection des marques et des marques déposées et pourraient donc être utilisés par quiconque.

Coverbild / Photo de couverture: www.ingimage.com

Verlag / Editeur:
Presses Académiques Francophones
ist ein Imprint der / est une marque déposée de
OmniScriptum GmbH & Co. KG
Heinrich-Böcking-Str. 6-8, 66121 Saarbrücken, Deutschland / Allemagne
Email: info@presses-academiques.com

Herstellung: siehe letzte Seite /
Impression: voir la dernière page
ISBN: 978-3-8381-4478-8

Zugl. / Agréé par: Université de Ouagadougou, 1998

Copyright / Droit d'auteur © 2014 OmniScriptum GmbH & Co. KG
Alle Rechte vorbehalten. / Tous droits réservés. Saarbrücken 2014

SOMMAIRE

Introduction 1

PREMIERE PARTIE : GENERALITES **5**

Chapitre I : Rappels sur la peau normale **6**

    1.1. Histologie de la peau normale 6

    1.2. Les fonctions de la peau 8

    1.3. La peau du nouveau-né, ses particularités 10

Chapitre II : Physiologie de la mélanogénèse et physiopathologie des troubles de la pigmentation **11**

    2.1. Physiologie de la mélanogénèse 11

    2.2. Physiopathologie des troubles de la pigmentation 12

Chapitre III : Les principales tâches de naissance : aspects cliniques et histologiques **14**

    3.1. Les lésions vasculaires 14

    3.2. Les lésions pigmentées 22

DEUXIEME PARTIE : NOTRE ETUDE **29**

Chapitre I : Enoncé du problème **30**

Chapitre II : Objectifs **32**

    2.1. Objectif général 32

    2.2. Objectifs spécifiques 32

Chapitre III : Méthodologie **33**

    3.1. Cadre de l'étude 33

    3.2. Matériels et méthodes 33

Chapitre IV : Résultats **37**

    4.1. Caractéristiques générales de l'échantillon 37

    4.2. Aspects épidémiologiques 37

4.2.1. Prévalence des tâches de naissance	37
4.2.2. Répartition des tâches de naissance selon la nature	38
4.2.3. Répartition en fonction du siège	40
4.2.4. Répartition en fonction de la taille	43
4.2.5. Répartition en fonction du sexe	45
4.2.6. Répartition en fonction de l'âge	47
4.2.7. Répartition en fonction de la consanguinité	48
4.2.8. Répartition en fonction de la gestité de la mère	48
4.2.9. Répartition en fonction des malformations	50
4.2.10 Autres lésions cutanées observées	52
Chapitre V : Discussion et commentaires	**53**
5.1. Nos limites	53
5.2. Discussion	53
Chapitre VI : Conclusion	**64**

INTRODUCTION

DEFINITION

La tache de naissance (TDN) peut être définie comme toute tache cutanée circonscrite, constatée à la naissance ou apparue au cours de la première semaine de vie [1].

Selon leur couleur ces TDN sont classées en deux grands groupes : les lésions pigmentées.

Les lésions vasculaires regroupent toutes les dysplasies touchant le réseau vasculaire sanguin du derme. Cliniquement, ce sont des taches rouges ou roses à la naissance. Les principales lésions vasculaires sont :

- Les angiomes et les angiomatoses
- La tache saumon

Les lésions pigmentées regroupent des dysplasies touchant les cellules pigmentaires de la peau et les troubles de la répartition du pigment mélanique. Leur couleur est plus foncée que la peau normale et varie du brun-clair au noir ; certaines taches ont une teinte bleutée. Les principales lésions pigmentées sont :

- La tache mongolique ;
- Les taches café au lait (TCL) ;
- Les naevi naevo-cellulaires ;
- Les lentigos et le naevus spilus.

A côté des lésions hyper-pigmentées, on note les taches achromiques qui sont de couleur blanchâtre. Selon leur origine, on distingue principalement deux types de taches achromiques :

- Le naevus anémique qui résulte de la vasoconstriction permanente des vaisseaux dermiques superficiels par aplasie des récepteurs béta-adrénergiques.
- Le naevus achromique qui résulte d'un trouble de la mélanogenèse.

La fréquence globale des TDN est diversement appréciée : 5,5% **[19]** et 8% **[2]** dans des études faites respectivement en Finlande et à Boston. Mais certaines TDN comme les taches mongoliques ont une fréquence élevée, pouvant atteindre 9,6% chez les sujets de race blanche et 95,5% chez les sujets de race noire **[18]**.

Le diagnostic des TDN est bénin, ne posant parfois que des problèmes esthétiques, certaines TDN ont un intérêt particulier pour deux raison :

1- La possibilité de dégénérer, d'où la nécessité d'une surveillance. C'est le cas des naevi pigmentaires congénitaux géants.
2- Certaines TDN sont de bons marqueurs révélant des maladies génétiques et assurant ainsi une prise en charge précoce des sujets atteints. C'est le cas des TCL et de certaines taches achromiques.

Dans nos régions à infrastructures sanitaires insuffisantes, le diagnostic précoce de tels marqueurs cutanés par simple examen clinique, est donc intéressant pour le praticien et d'un intérêt pronostic capital pour le nouveau-né.

Malgré ces multiples intérêts, il y a très peu d'études sur les TDN en Afrique. Il nous a semblé donc nécessaire de réaliser cette étude pour préciser la nature et la fréquence des TDN rencontrées chez les nouveau-nés de la ville de Ouagadougou.

Première partie : GENERALITES

CHAPITRE I : RAPPEL SUR LA PEAU NORMALE

1.1. HISTOLOGIE DE LA PEAU NORMALE [6,16]

La peau dérive de deux feuillets embryonnaires, l'ectoderme, et le mésoderme. Elle se compose de trois parties qui sont de la surface vers la profondeur : l'épiderme dérivant de l'ectoderme ; le derme et l'hypoderme dérivant tous deux du mésoderme.

1.1.1. L'épiderme

L'épiderme est un épithélium à renouvellement permanent dans lequel le nombre de cellules reste constant.

C'est un épithélium malpighien kératinisant, c'est-à-dire qu'au niveau de sa couche la plus superficielle, les cellules perdent leur noyau, s'infiltrent de Kératine et desquament. Il est formé par des cellules appelées Kératocytes, réparties en quatre couches qui sont de la profondeur vers la surface : la couche basale, le corps muqueux de Malpighi ou couche épineuse, la couche granuleuse, et la couches cornée. A sa partie inférieure, l'épiderme n'est pas une surface plane. Elle est coupée en festons, réalisant les bourgeons épidermiques.

a) La couche basale

La couche basale ou couche germinative est formée d'une seule assise de kératocytes cylindriques, s'implantant perpendiculairement sur la membrane basale. Entre ces cellules sont disposées des cellules dendritiques (les mélanocytes et les cellules de Langerhans), et les cellules de Merkel. La cohésion entre ces cellules est assurée par un ciment intercellulaire constitué essentiellement de lipides. Les mélanocytes contiennent des granules de mélanine ou mélanosomes. La taille et la disposition de ces mélanosomes varient selon la race. Ils sont grands et dispersés chez les sujets noirs ; plus petits et groupés chez les sujets de race blanche.

Les cellules de Langerhans sont retrouvées dans l'épiderme et le derme ; elles sont plus pâles que les kératocytes et jouent un rôle dans la défense immunitaire de l'organisme. Les cellules de merkel ont un rôle neurosécrétoire.

b) Le corps muqueux de Malpighi

Il est composé de trois à quatre assises de kératocytes polyédriques renfermant un gros noyau. Ces cellules s'aplatissent et se disposent horizontalement au fur et à mesure qu'elles s'approchent de la surface de la peau. Leur cytoplasme renferme de nombreux tonofibrilles. Au microscope électronique, ces cellules renferment de nombreux organites dont les desmosomes, qui forment des plaques de contact entre deux cellules voisines.

c) La couche granuleuse

Elle est formée d'une à quatre assises de cellules aplaties dont le noyau est entouré de grains noirs ou grains de kérato-hyaline. Cette couche est normalement absente sur les muqueuses. Au-dessus de la couche granuleuse de l'épiderme palmaire et plantaire, se disposent des cellules translucides remplies d'une substance appelée éléidine. C'est la couche claire ou stratum lucidum.

d) La couche cornée

Elle est formée de plusieurs couches de cellules éosinophiles, tassées en lamelles et sans noyau. Ces cellules contiennent un matériel filamenteux, dense, fait de kératine et qui assure une forte cohésion entre les cellules. Cette couche est plus épaisse au niveau de la paume des mains et de la plante des pieds. Les cellules se dessèchent et s'exfolient à la surface de la peau. Cette couche est normalement absente sur les muqueuses.

1.1.2. Le derme

C'est un tissu de soutien, formé à 90% de fibres collagènes. Les autres composantes du derme son les fibres élastiques, les fibres réticuliniques, les cellules conjonctives (fibroblastes), les histiocytes, les lymphocytes, les cellules de Langerhans et les mastocytes. Toutes ces fibres et cellules baignent dans une substance fondamentale amorphe faite de mucopolysaccharides acides. Le derme renferme également les vaisseaux, les nerfs et les annexes épidermiques (les glandes sudorales, les glandes sébacées et les poils). La couche superficielle du derme, forme des invaginations en doigts de gant ou papilles dermiques qui alternent avec les bourgeons épidermiques.

1.1.3. L'hypoderme

C'est un tissu graisseux, situé entre le derme et le tissu cellulaire sous-cutané. Il est cloisonné par des travées conjonctivo-élastiques. Il contient les follicules pileux, les glandes sudoripares, les gros vaisseaux et les nerfs de la peau.

1.2. LES FONCTIONS DE LA PEAU [16]

La peau joue un rôle essentiel dans la défense contre les agressions externes et dans la thermorégulation. Elle a également un rôle métabolique et social.

1.2.1. Défense contre les agressions externes :

La peau constitue une barrière mécanique pour la protection de l'organisme. Cette protection est d'abord assurée par la couche cornée de l'épiderme. Cette couche renferme la kératine qui forme un véritable ciment difficilement franchissable par les microbes. La kératine est une protéine fibreuse dont la solidité tient surtout aux liaisons dissulfures de la cystéine qui la compose. La substance intercellulaire et les desmosomes assurent également une forte cohésion entre deux kératocytes voisins.

En plus du matériel filamenteux de l'épiderme, le derme constitue une protection contre les agressions externes. Les fibres collagènes une force de tension qui permet de résister aux tractions, tandis que les fibres élastiques rendent la peau souple. L'hypoderme protège le derme et l'épiderme contre les forces de pression en interposant un coussin adipeux entre la peau et les plans dures.

La peau oppose en outre une protection chimique contre les agressions. Elle héberge une flore microbienne commensale. Ces microbes dégradent les graisses neutres de surface en acides gras non saturés protecteurs contre les germes pathogènes. Le film hydrolipidique acide fait de sueur, de sébum, et de produits de dégradation des cellules est également un milieu nocif contre la prolifération de ces germes.

Lorsque la couche cornée est franchie, le deuxième niveau de défense est formé par l'inflammation avec phagocytose des microbes par les polynucléaires. Cette phagocytose fait intervenir les cellules de Langerhans qui présentent l'antigène aux lymphocytes.

La peau assure enfin une protection contre la lumière solaire. Une partie des rayons ultra violets (UV) se réfléchit sur la couche cornée. Les rayons qui pénètrent la peau sont absorbés par la mélanine. Ce pigment est synthétisé dans les mélanocytes sous contrôle hormonal et génétique. C'est un pigment insoluble et résistant à toute action enzymatique ou chimique.

1.2.2. La thermorégulation

Elle est assurée par un réflexe dont le centre est l'hypothalamus. Lors d'une augmentation de la température externe, les thermorécepteurs cutanés envoient des influx sur l'hypothalamus. Celui-ci exerce alors un feed back négatif sur les glandes sudoripares (eccrines), par l'intermédiaire des fibres cholinergiques. Il s'en suit une forte sudation. L'évaporation de la sueur entraîne un refroidissement de la peau. En milieu froid, l'hypothalamus libère l'adrénaline et la nor-adrénaline sur les muscles horripilateurs et les capillaires dermiques. Ce qui provoque une vasoconstriction et une pilo-érection qui diminuent la perte de chaleur.

1.2.3. La fonction métabolique

La peau joue un rôle dans la synthèse de la vitamine D. La vitamine D3 est synthétisée au niveau de la peau à partir d'un précurseur, le déhydro-cholestérol rend inutile tout apport exogène de vitamine D. Chez l'adulte bien portant et ayant une exposition solaire normale, l'irradiation naturelle de 7 déhydro-cholestérol rend inutile tout apport exogène de vitamine D. Chez l'enfant, les besoins en vitamine D sont plus accrus et toute carence peut entraîner le rachitisme.

1.2.4. La fonction sociale

La peau est la partie la plus visible du corps humain. Elle s'offre le plus facilement à l'examen physique et constitue un des premiers éléments d'appréciation de l'état de santé d'un sujet. Certaines dermatoses ont un retentissement psychique important (psoriasis diffus). Dans certains cas comme la lèpre, il y a un préjudice fonctionnel pouvant aboutir à la marginalisation du sujet avec dépendance vis-à-vis de la société. D'autres dermatoses comme ceux siégeant sur le visage, posent un problème esthétique qui peut également aboutir à la marginalisation du sujet atteint.

La couleur de la peau est un critère principal qui permet de classer les hommes selon la race. L'appartenance à une race donnée est souvent à l'origine de discrimination et de conflits.

1.3. LA PEAU DU NOUVEAU-NE, SES PARTICULAIRES : [23]

La peau du nouveau-né est rosée (cf. iconographie 1). Elle est couverte à la naissance d'une substance grasse blanchâtre constituée de la sécrétion des glandes sébacées et de débris épidermiques : c'est le vernix caséosa qui s'élimine au premier nettoyage. Chez la nouveau-née position allongée, la peau prend un aspect érythémateux sur les parties déclives. Cet érythème est physiologique, transitoire et prend le nom de Cutis marmorata. On note une desquamation physiologique de la peau dès les premiers jours de vie.

Sur le plan histologique, la peau du nouveau-né offre la même structure que celle de l'adulte. Cependant, l'épiderme renferme très peu de mélanosomes fonctionnels et la peau est très sensible aux rayons UV. Le réseau capillaire du derme est très riche et immature ; il diminue progressivement pour donner un réseau comparable à celui de l'adulte vers l'âge de trois mois.

Sur le plan fonctionnel, la peau assure sa fonction de barrière contre les agressions externes. Cependant, on note un risque d'intoxication systémique accrue après application des préparations topiques. Cela est dû à un rapport surface corporelle/poids du corps, qui est augmenté par rapport à celui de l'adulte. Les glandes sudorales sont morphologiquement complètes mais le nouveau-né transpire peu. La majorité des nouveau-nés (quelque soit leur race), sont cliniquement comparable sur le plan tinctorial. Les TDN sont donc visibles de la même manière chez tous les nouveau-nés à l'exception de certains enfants de race noire qui peuvent avoir une peau foncée dès la naissance.

CHAPITRE II : PHYSIOLOGIE DE LA MELANOGENESE ET PHYSIOPATHOLOGIE DES TROUBLES DE LA PIGMENTATION

Les lésions pigmentaires de la peau sont de nature variée. Même si ces lésions ont des aspects cliniques assez proches, leur formation découle de mécanismes différents. Il est nécessaire de comprendre ces mécanismes pour mieux poser le diagnostic différentiel entre ces lésions.

2 1. PHYSIOLOGIE DE LA MELANOGENESE [30 ,36]

Les mélanocytes sont les cellules responsables de la synthèse de la mélanine. Elles dérivent des mélanoblastes. Ces mélanoblastes sont formés au niveau de la crête neurale et migrent vers la peau (l'épiderme), entre la quatrième et la huitième semaine de la vie intra-utérine. A ce niveau, les mélanoblastes se différencient en mélanocytes, capables de synthétiser la mélanine. Ces mélanocytes sont également retrouvés au niveau des follicules pileux, au niveau des muqueuses, de l'oreille interne, des leptoméninges, et de l'œil (uvée et choroïde).

Au niveau de l'épiderme, le mélanocyte se lie à plusieurs kératocytes voisins pour former l'unité épidermique de mélanisation. La mélanogénèse comprend plusieurs étapes :

1- Synthèse des mélanosomes dans les mélanocytes ;
2- Formation de la mélanine dans les mélasosomes à partir de la tyrosine ;
3- Transfert des mélanosomes vers les kératocytes, à travers les dendrites ;
4- Elimination de la mélanine avec la desquamation de la couche cornée ; ou au niveau du derme par voie lymphatique.

Sur le plan chimique la synthèse de la mélanine commence par la conversion de la tyrosine en Dihydroxyphénylalanine (Dopa) puis en Dopaquinone, grâce à une enzyme sécrétée par le mélanocyte : la tyrosinase.

La dopaquinone s'additionne à des dérivés soufrés, et donne après plusieurs réactions d'oxydation, un pigment mélanique soluble dans la soude : la phaeomélanine de couleur rouge ou jaune. La mélanine ou eu mélanine, pigment insoluble de couleur marron ou noire, serait formée après plusieurs oxydation de la dopaquinone, mais avec peu de composés souffrés.

La synthèse de la mélanine est génétiquement déterminée. Les gènes qui influencent la pigmentation, agissent soit directement sur les mélanoblastes et/ou les mélanocytes ; soit indirectement par l'intermédiaire des kératocytes. Les différences raciales de pigmentation illustrent bien ce type de contrôle. Il existe également un contrôle hormonal. La melanocytic stimulating hormone (MSH) hypohpysaire a une action mélanotrope. Les œstrogènes auraient aussi une action pigmentogène. Les rayons UV sont capables de modifier la pigmentation constitutive de chaque individu.

2. 2. PHYSIOPATHOLOGIE DES TROUBLES PE LA PIGMENTATION : [30]

Trois sortes de pigments, sont présentes au niveau de la peau :

- les mélanines
- l'hémoglobine réduite ou oxydée,
- et le carotène.

Nous n'évoquerons ici que les troubles de la pigmentation mélanique. Ces troubles regroupent les hyperpigmentations ou hypermélanoses et les hypopigmentations ou hypomélanoses.

2.2.1. Les hypermélanoses

Elles sont dues soit à une augmentation de la quantité de mélanine, soit à un trouble de la répartition d'une quantité normale du pigment mélanique. Selon leur aspect clinique, on distingue les mélanodermies (de couleur brune) et les cérulodermies (de couleur bleue ou grise).

a) *Les Mélanodermies*

Elles correspondent soit à une simple augmentation du nombre des mélanocytes épidermiques (hypermélanocytoses épidermiques) ; soit à une augmentation de la quantité de mélanine dans l'épi derme, sans que le nombre de mélanocytes ne soit modifié (hypermélaninoses épidermiques).

Le plus souvent, ces deux processus sont impliqués dans une même affection.

b) Les cérulodermies :

Elles correspondent soit à la présence anormale de mélanocytes dans le derme, le plus souvent par arrêt prématuré des mélanoblastes lors de leur migration (hypermélanocytoses dermiques); soit à une fuite dans le derme, de la mélanine épidermique ou incontinence pigmentaire (hypermélaninoses dermiques).

2.2.2. Les hypomélanoses

Elles correspondent à une diminution ou à une disparition du pigment mélanique. On peut distinguer :

a) Les hypomélanoses mélanocytopéniques :

Elles correspondent à une absence ou à une diminution des mélanocytes épidermiques et/ou folliculaires.

b) Hypomélanoses mélaninopéniques

Il s'agit de l'altération d'une ou de plusieurs étapes de la mélanogenèse, avec diminution de la quantité de mélanine, le nombre de mélanocytes étant normal.

A côté des troubles du pigment mélanique, on note les troubles de la pigmentation liées à des anomalies de la différenciation des mélanoblastes et se manifestant également sous forme de taches hyperpigmentées. Dans ces cas la différenciation des mélanoblastes n'aboutit pas à des mélanocytes, mais à des naevocytes. Celles-ci diffèrent des mélanoblastes par :

- l'absence de dendrites,
- leur disposition en amas ou thèques
- leur ectopie éventuelle en dehors de l'épiderme et du poil.

La charge mélanique de ces naevocytes est variable. La formation de thèques naeviques est à l'origine des naevi mélanocytaires ou naevi naevo-cellulaires.

CHAPITRE III : LES PRINCIPALES TACHES DE NAISSANCE : ASPECTS CLINIQUES ET HISTOLOGIQUES

3.1. LES LESIONS VASCULAIRES

Ces lésions regroupent essentiellement les angiomes et les angiomatoses ; la tache saumon; le naevus anémique.

3. 1.1. Les angiomes [10, 22,32]

Le terme d'angiome cutané définit les diverses modifications de la peau provoquées par l'hyperplasie des vaisseaux (sanguins ou lymphatiques) du derme et/ou de l'hypoderme. La plupart de ces lésions est due à un processus dysembryoplasique, qu'elles existent dès la naissance ou qu'elles apparaissent plus tard. Elles correspondent du point de vue anatomo-pathologique, soit à une hyperplasie de vaisseaux bien différenciés soit à une prolifération de cellules mésenchymenteuses à potentialité angiogène. Nous n'évoquerons que les dysplasies des vaisseaux sanguins. Selon leurs aspects cliniques, ces angiomes sont classés en trois groupes : les angiomes plans, les angiomes tubéreux et les angiomes sous-cutanés.

L'examen clinique permet de les reconnaître facilement.

a) L'angiome plan [4, 10, 11, 22, 27,32]

- *Définition*

L'angiome plan est une tache rose ou lie de vin, disparaissant à la vitropression. Il est dû à un processus dysembryoplasique circonscrit touchant les capillaires sanguins du derme. Sur le plan anatomo-pathologique, il correspond à une hyperplasie de ces capillaires dermiques matures.

- *Diagnostic positif.*

Il est clinique. L'angiome plan est une macule rose ou rouge à la naissance. C'est une macule d'aspect homogène, à limites nettes et à surface lisse. Il est de siège ubiquitaire, mais son siège de prédilection est la face ou les membres. Il peut se présenter sous forme de petite tache ronde de quelques millimètres de diamètre ou sous forme de nappe étendue **[11]** ne saigne pas spontanément, et ne s'accompagne pas de signes fonctionnels.

- *Diagnostic différentiel*

Il se pose essentiellement avec :

✓ **Les purpuras**

Ce sont de petites macules cutanées de couleur rouge vif ou bleuâtre ne s'effaçant pas à la vitro-pression. Ils sont congénitaux (purpuras par fragilité capillaire constitutionnelle) ou acquis (infection, troubles de l'hémostase, traumatisme). Ils sont dus à une extravasation des hématies hors des capillaires et passent par les différentes teintes de la biligenèse.

- *Evolution*

L'angiome plan n'a aucune tendance à la régression spontanée. Les traitements classiques (électrocoagulation, auto-plastie chirurgicale) sont décevants. Les angiomes plans sont actuellement traités au laser. Hors mis le préjudice esthétique qu'ils occasionnent, les angiomes plans peuvent s'associer à d'autres dysplasies sous- jacentes qui aggravent leur pronostic. On parle alors d'angiomatose.

b) *L'angiome tubéreux ou hémangiome cutané* [11, 22, 27,32]

- *Définition*

C'est une variété d'angiome congénital, prenant la forme d'une tumeur cutanée en relief. Il est dû à la prolifération de vaisseaux immatures. Sa fréquence à la naissance varie de 10 à 12 % mais peut atteindre 30% chez les prématurés **[10]**.

- *Diagnostic positif:*

Il est clinique, l'angiome tubéreux se présente à la naissance comme une plaque violette-sombre, ou rouge; donc comme une tache. Cette plaque se développe très rapidement en quelques jours pour donner une tumeur bien limitée, dépressible et mamelonnée prenant l'aspect d'une fraise au bout de quelques mois d'évolution. L'angiome tubéreux prend son aspect typique chez le nourrisson. Il peut s'associer à un angiome sous-cutané pour former un angiome mixte.

- *Diagnostic différentiel*

L'aspect clinique de l'angiome tubéreux est très évocateur et ne pose pas de problème de diagnostic différentiel. Chez l'enfant, on peut discuter cependant :

✓ **Le botriomycome**

C'est une tumeur vasculaire bénigne, acquise, d'origine souvent traumatique. Elle est unique, de couleur rouge violine, pédiculée et reposant sur une base plus large. Cette tumeur est ulcérée à son centre et saigne au moindre contact ; mais elle peut être épidermisée. Elle siège sur le visage ou les extrémités des membres. Sur le plan histologique, elle correspond à une prolifération des capillaires et des cellules dermiques. Cette tumeur est traitée chirurgicalement ou par électrocoagulation.

- *Evolution*

L'évolution de l'angiome tubéreux est triphasique. Il croît rapidement au cours des six premiers mois de la vie ensuite il se stabilise jusqu'à l'âge d'un an et enfin il régresse spontanément vers l'âge de six ans environ. Dans certains cas (angiome palpébral ou angiome sous-glottique) le pronostic fonctionnel ou vital peut- être mis enjeu. L'angiome peut également se compliquer d'ulcération et d'hémorragie. En cas de complications, l'angiome tubéreux est traité avec les corticoïdes par voie générale (2 à 3 mg/kg/j pendant un mois, puis diminution progressive de la dose jusqu'à 6 mois) ou en infiltration locale. Une embolisation artérielle hypersélective permet aussi de diminuer la taille de la tumeur. En l'absence de complications, l'abstention thérapeutique est de règle.

C) L'angiome sous-cutané ou Hémangiome sous-cutané *[11, 22,32]*

- *Définition*

C'est une variété d'angiome immature du secteur capillaire qui se développe en profondeur. Sa fréquence serait la même que celle de l'angiome tubéreux, c'est-à-dire 10 à 12 % **[10]**.

- *Diagnostic positif:*

C'est une masse sous-cutanée de consistance molle, et bien limitée. Elle est indolore à la palpation et la couleur de la peau qui la recouvre est normale ou bleutée. Elle est non pulsatile et ne saigne pas spontanément. Cette masse peut s'associer à un angiome tubéreux pour donner un angiome mixte. Sur le plan histologique, elle est composée de fines cavités séparées par des bandes de cellules endothéliales.

- *Diagnostic différentiel*

Il se pose avec :

✓ **L'angiome capillaro-veineux, ou angiome sous-cutané mature**

C'est une masse sous-cutanée bleutée, mesurant 3 à 5 cm de diamètre, mais augmentant de volume à l'effort et en position déclive. A la palpation elle est dépressible, de consistance élastique et donne la sensation de petites masses grainues au sein de la lésion ; ce sont les phlébolithes. Elle est de siège ubiquitaire mais située sur un trajet veineux. Il n'y a pas de souffle vasculaire à l'auscultation. Elle peut s'accompagner de calcifications des phlébolithes et d'une hypertrophie des parties molles. L'angiographie confirme le diagnostic en montrant de multiples logettes en grappes de raisin. Cette masse ne régresse pas spontanément mais n'est pas active sur le plan hémodynamique. Les angiomes de grande taille peuvent entraîner une thrombopénie par séquestration. Ils sont alors traités par embolisation suivie d'une résection chirurgicale.

✓ **Le lymphangiome**

C'est une dilatation congénitale dysplasique des vaisseaux lymphatiques, limitée par un endothélium normal et pouvant s'associer à un angiome.

Il se présente sous forme de vésicules (lymphangiome superficiel) ; sous forme kystique, ou sous forme d'une masse sous-cutanée mal limitée de consistance variable et de couleur bleutée ou rouge. Dans ce dernier cas, la surface du tégument est normale mais la survenue de vésicules facilite le diagnostic. Le lymphangiome sous-cutané peut s'accompagner d'une hypertrophie des parties molles donnant un lymphangiome éléphantiasique congénital.

- *Evolution*

Elle est également triphasique comme dans l'angiome tubéreux mais l'involution est plus lente. L'abstention thérapeutique est de règle. Dans les cas évolués les moyens thérapeutiques sont les mêmes que dans l'angiome tubéreux.

3.1.2. Les angiomatoses [8, 10, 11, 22, 32,33]

a) Définition

C'est un ensemble hétérogène d'affections caractérisées par une diffusion du processus angiomateux à d'autres localisations que la peau.

b) Diagnostic positif

Selon le siège des lésions angiomateuses ont décrit :

➢ *Le syndrome de Sturge-Weber-Krabbe ou angiomatose encéphalo- trigéminée* qui associe :
- un angiome plan facial du territoire ophtalmique (V1) du nerf trijumeau ;
- des angiomes leptoméningés avec épilepsie, et un déficit moteur du côté opposé de l'angiome plan ;
- des anomalies oculaires à type de glaucome du même côté que l'angiome plan; en rapport avec un angiome choroïdien.

C'est une urgence neuropédiatrique. Pour tout enfant présentant un angiome plan du territoire V1 du nerf trijumeau avec une localisation cérébrale associée, il est préconisé un traitement préventif des crises convulsives. L'angiome plan est traité au laser. L'évolution sans traitement se fait vers une hémiatrophie cérébrale et/ou des calcifications cérébro-méningées.

➢ *Le syndrome de Klippel Trenaunay ou syndrome angio-ostéo-hypertrophique* qui associe :
- un angiome plan d'un membre ;

- une hypertrophie progressive du membre atteint;
- des angiomes profonds et des lymphangiomes du même membre.

La contention est un premier moyen de traitement. Elle est associée à un traitement orthopédique pour éviter la bascule du bassin. L'embolisation artérielle du cartilage de conjugaison du genou atteint ralentit la croissance du membre. L'injection veineuse de substances sclérosantes (Ethibloc) va également diminuer la taille du membre.

> *L'angiomatose de Blanc-Bonnet-Dechaume ou Syndrome de Wyburn- Mason* qui associe:
- Un angiome plan trigéminé;
- Un angiome artério-veineux de la rétine homolatérale avec exophtalmie ;
- Un angiome artério-veineux homolatéral du tronc cérébral thalamo-mésencéphalique, avec symptomatologie nerveuse polymorphe.

L'embolisation artérielle hyper sélective est également envisagée dans ce cas.

> *Maladie de Fabry :*

C'est une maladie métabolique lysosomale de transmission récessive liée au chromosome X. Cette maladie est due à un déficit en alpha-glucosidase. Elle atteint électivement le sexe masculin et associe :
- des angiomes kératomes profils (dilatations vasculaires à surface kératosique) se renforçant sur les fesses et les extrémités ;
- des paresthésies localisées sur les mains et les pieds ;
- des céphalées et
- la fièvre.

L'évolution de cette maladie se fait vers une insuffisance rénale qui fait sa gravité. Parmi les autres angiomatoses on peut citer :
- Le cutis marmorata télangiectasia congenita,

- Le syndrome de Bam etc.

3.1.3. Le naevus anémique : [8, 12, 29,30]

a) Définition

C'est une malformation vasculaire congénitale, apparaissant cliniquement comme une dépigmentée. Il résulte d'une vasoconstriction permanente des vaisseaux dermiques superficiels par aplasie des récepteurs beta-adrénergiques.

b) Diagnostic positif

Le naevus anémique se présente comme une macule dépigmentée à limites irrégulières mais nettes, avec parfois des télangiectasies en périphérie. Elle se localise préférentiellement sur le tronc et les membres. Elle est présenté à la naissance ou apparait à l'enfance (cf iconographie2).Cette tache disparait à la vitropression. Elle ne s'accentue pas en lumière de Wood, et ne présent pas d'érythème à la friction.

c) Diagnostic différentiel

Il se pose essentiellement avec :

✓ *Le vitiligo*

C'est une leucodermie acquise survenant en général vers l'âge de 1 à 2 ans. Elle est localisée et due à la disparition des mélanocytes. Des factures génétiques, immunitaire et neurologiques sont incrimines dans la genèse de cette maladie. Il se manifeste par des macules hyperpigmentées à surface lise ; à bordures nettes avec un liséré périphérique hyperpigmenté. Ces macules ne disparaissent pas à la vitropression, ce qui les différencie cliniquement du naevus anémiques. Elles siègent surtout sur les régions periorificielles; les zones de frottement ; et les membres. Elles sont de taille variable.

Le vitiligo peut régresser spontanément. Mais dans la majorité des cas ; il persiste indéfiniment malgré les multiplies traitements.

✓ **Le naevus achromique**

C'est une hypomelanose génétique localisée, présent à la naissance. Elle présente des aspects cliniques variés : souvent c'est une macule isolée de taille et de forme variable ; parfois c'est une macule de disposition linéaire ou des plages hypo pigmentées mouchetées et confluentes. Il se localise préférentiellement sur le thorax et l'abdomen. Il ne disparait pas à la vitropression. Ce qui le différencie du naevus anémique .Sur le plan histologique, le nombre de mélanocytes est normal. Il existe un trouble de la synthèse et du transfert des mélanosomes.

- *Evolution*

Le naevus achromique persiste indéfiniment sans complication en dehors du fait qu'elle peut être un marqueur de neurofibromatose ou de a sclérose tubéreuse de Bourneville.

3.1.4. La tache saumon ou naevus flammeus [8, 12,22]

a) Définition

La tache saumon est une variété d'angiome plan caractérisée par sa régression spontanée.

C'est un angiome fonctionnel due à l'aplasie localisée des récepteurs alpha-adrénergique sur les capillaires dermiques superficiels. Ceci entraine une vasodilatation permanente. Sa fréquence à la naissance est estimée à 60% **[10,32]**.

b) Diagnostic positif

C'est une tache rosée, présente à la naissance sur le milieu du front, les paupières, ou la nuque. Sa coloration est moins intense que l'angiome plan commun mais augmente avec les cris du bébé .La tache saumon ne saigne pas et ne s'accompagne pas de signes fonctionnels.

c) Diagnostic différentiel

Il se pose avec l'angiome plan commun, surtout quand celui-ci est localise sur le visage ; mais la tache saumon, disparait rapidement en quelques mois, permettent de faire un diagnostic rétrospectif.

3.2. LES LESIONS PIGMENTEES

Les lésions pigmentées sont des dysplasies circonscrites de la peau. Elles sont dues soit à la présence de cellules naeviques au niveau de la peau, soit à une mauvaise répartition du pigment mélanique et/ou des melanocytes. Il y a plusieurs types de lésions pigmentées, mais ceux prouvent se présenter sous forme de taches à la naissance sont : La tache mongolique, les TCL, les naevi pigmentaires, les lentigos et le naevus spilus.

3.2.1. La tache mongolique [1, 6, 27,30]

a) Définition

C'est une macule cutanée hyper pigmentée, congénitale, due à la migration incomplète des mégaloblastes avec arrêt et différenciation en mélanocytes dans le derme.

L'accumulation des mélanocytes derme, donne une teinte bleutée par translucidité à travers le collagène qui les recouvre.

La fréquence des taches mongoliques varie avec le degré de pigmentation de la peau. Dans une étude multiraciale menée sur 1058 nouveau-nés aux Etat Unis d'Amérique Jacos AH. Et Coll ont trouve une fréquence de 9,6% des taches mongoliques chez les enfants de race blanche ; 95,5% chez les noirs. 70,1% chez les latinos Américains et 81% chez les Asiatiques [18].

b) Diagnostic positif

Il est clinique. La tache mongolique est une macule ardoisée ou bleu-foncée. Son siège de prédilection est la région lombo-sacrée ou les fesses. C'est une macule homogène, arrondie ou en nappe, et à bordures nette. Elle est non pileuse et ne disparait pas à la vitropression.

c) Diagnostic différentiel

✓ **Le naevus bleu**

C'est une tache unique congénitale de quelques millimètres de diamètre. Elle est bleu-foncée ou ardoisée. Elle est bien limitée, ferme et légèrement bombée. Son siège de prédilection est le visage ou les membres. Sur le plan histologique, il comprend deux types :

- ✓ Le type ordinaire forme de mélanocytes disposes en travées irrégulières dans le derme et l'hypoderme ; avec de nombreux macrophages renfermant de gros amas de mélanine ;
- ✓ Le type cellulaire forme de mélanocyte dermiques allonges et de cellules fusiformes au cytoplasme clair.

- *Evolution*

La tache mongolique est une tache bénigne qui régresse spontanément à l'âge de 2 ou 3 ans.

3.2.2 Les tâches café au lait_ (TCL) [8 ,12 ,28 ,30 ,32]

a) Définition

Les TCL sont des macules cutanées hyper pigmentées, d'origine génétique, transmises sur le mode automatique dominant. La tache serait liée à l'augmentation de L'activité Dopa-oxydase des mélanocytes sans augmentation de ceux-ci. Cela entrainerait la formation de macromélanosomes dans les keratocytes avec accumulation d'amas de mélanine intraépidermiques.

Sa fréquence à la naissance est relativement fable, allant de moins de 0,1% [19] à 2,7% [2].

b) Diagnostic positif

Les TCL sont des macule bistres ou brun-clair, homogènes, ne disparaissent pas à la vitropression. Elles sont arrondies ou ovalaires, mesurant quelques centimètres à plusieurs dizaines se centimètres de diamètre. Elles sont bien limitées et siègent généralement sur le tronc ou les membres. Elles sont stables et leur taille n'augmente qu'avec la croissance .Leur nombre est variable, mais au-delà de six TCL mesurant plus de 1,5 cm chacune, il faut rechercher une neurofibromatose associée.

c) Diagnostic différentiel

Elle se pose avec les autres brun-clair :

✓ **Le Naevus de Becker**

C'est une macule brun-clair, à bords irréguliers, apparaissant à l'adolescence. Ce naevus est plus fréquent chez le garçon. Il est dit fonctionnel car il s'accompagne d'une augmentation des récepteurs androgéniques sur les cellules épithéliales et les fibroblastes. Il est de siège ubiquitaire, mais son siège de prédilection est le thorax. Ce naevus se caractérise par l'apparition d'un hypertrichose à l'âge adulte. C'est un naevus épidermique et pilaire tardif.

Sur le plan histologique, on retrouve une hyper mélanose épidermique avec un épaississement de l'épiderme. Il n'y a pas de cellules naeviques.

- *Evolution*

Les TCL sont isolées dans la majorité des cas. Dans certains cas, elles peuvent être le seul marqueur à la naissance de maladies graves dont :

- *La maladie de Von Recklinghausen : [21]*

C'est une maladie génétique à transmission autosomique dominant, secondaire à une dysplasie de la crête neurale et associant :

Des signes cutanés qui sont :

- Des TCL multiples sur le tronc à la naissance et présentes dans plus de 90% des cas ;
- Des taches achromiques (naevi anémiques ou naevi achromiques) dans 20% des cas;
- Des tumeurs cutanées superficielles et profondes (neurofibromes) survenant à l'adolescence.

Des signes oculaires qui sont :
- Les nodules iriens ou taches de Lisch, visibles à l'œil nu ou à la lampe à fente ;
- parfois un neurofibrome palpébral ;
- parfois un neurofibrome palpébral.

Des signes osseux qui sont :
- Une pseudarthrose congénitale du tibia ;
- Des malformations rachidiennes (spondylolysthésis) ;
- Un élargissement des trous vertébraux.

Un retard mental, survenant à l'adolescence ou à l'âge adulte.

L'évolution spontanée se fait vers des complications neurologiques (surdité, cécité) ; vasculaires (sténose ou anévrysme de l'artère rénale avec hypertension artérielle) ou rarement, vers une dégénérescence des tumeurs.

Il existe plusieurs formes cliniques de la maladie et selon Riccardi, elles peuvent être classées en huit types **[8, 21]** :
- Le type I correspond à la forme complète décrite par Von Recklinghausen ;
- Le type II correspond au type acoustique avec une atteinte prédominante de la huitième paire de nerfs crâniens, c'est le neurinome de la huitième paire ;
- Le type III ne comporte pas de signes oculaires ;
- Le type IV ne comporte pas de signes cutanés ;
- Les types V, VI et VII comportent uniquement des signes cutanés : les TCL et les neurofibromes dans le type V ; les TCL dans le type VI et les neurofibromes dans le type VII ;
- et enfin le type VIII, dit inclassable.

- *La Sclérose Tubéreuse de Bourneville ou EPILOIA (epilepsie -low intelligence adenoma sebaceum)* : **[21]**

C'est une maladie génétique à transmission autosomique dominant dont l'incidence est de 1 pour 100.000 naissances. Elle associe :

Des signes cutanés qui sont :

- Des taches achromiques lancéolées, en forme de feuille de sorbier, présentes à la naissance, dans 80 % des cas ;
- Des TCL ;
- Des angiofibromes ou adénomes sébacés du visage, bilatérales et symétriques, apparaissant vers l'âge de 5 à 7 ans ;
- Des angiofibromes périunguéaux (ou Tumeurs de Koenen), uniques ou multiples et pathognomoniques de la maladie ;
- Des molluscums pendulum.

Des signes neuropsychiques qui sont :

- Un retard intellectuel évident dès la première enfance et touchant plus de 70% des patients ;
- Une épilepsie débutant précocement vers l'âge de 3 à 8 mois ;
- Des tumeurs cérébrales, sous la forme de nodules fibreux pouvant entraîner une hémiplégie ou une hypertension intracrânienne (HIC).

Un phacome rétinien : tache blanche juxta papillaire.

L'évolution de cette maladie se fait vers une complication viscérale ou son aggravation. Le pronostic est très grave. Dans la forme complète, on note 75% de décès avant l'âge de 25 ans [15].

3.2.3. Les Naevi pigmentaires ou grains de beauté : *[1, 3, 27, 30,32]*

a) *Définition*

Ce sont des tumeurs cutanées bénignes, formées par la multiplication intraépidermique et/ou intradermique, de cellules naeviques (naevocytes) groupées en amas (thèques). Elles sont congénitales ou acquises. Leur fréquence à la naissance est estimée à 1% **[8,20]**.

b) Diagnostic positif

Les naevi pigmentaires sont des lésions polymorphes. Tantôt ce sont des macules bien limitées à surface lisse ou kératosique, tantôt ce sont de petites lésions papuleuses ou en relief. Ils peuvent aussi se présenter sous forme de nappes Hyperpigmentées de 10 à 20 cm de diamètre, à surface lisse et à limites floues. Ils sont de couleur noire ou brun-foncé, mais peuvent être achromiques. Ils ne disparaissent pas à la vitropression. Ils sont de siège ubiquitaire et peuvent déborder sur les muqueuses.

Des poils peuvent apparaître à leur surface, ils peuvent régresser avec l'âge ou persister indéfiniment. Selon leur taille, les naevi pigmentaires congénitaux sont classés en trois groupes :

- Les naevi de petite taille (< 1,5 cm de diamètre)
- Les naevi de taille moyenne (1,5 à 20 cm)
- Les naevi géants (> 20 cm).

Cette classification permet de dépister les naevi géants qui sont susceptibles de dégénérer et qui nécessitent donc une surveillance.

c) Diagnostic différentiel

Devant un naevus hyperpigmente, il faut éliminer :

✓ **Le lentigo (cf page suivante)**

Devant un naevus achromique, il faut éliminer le *naevus anemique et le Vitiligo*.

- *Evolution*

Les naevi pigmentaires sont asymptomatiques et peuvent régresser spontanément. Dans certains cas, une folliculite sous naevique peut survenir. Dans les naevi congénitaux géants, il y a un risque de dégénérescence maligne estimée à 6,3 % m. L'exérèse chirurgicale prophylactique est alors indiquée comme traitement. Dans les autres cas, l'abstention thérapeutique est de règle.

3.2.4. Les lentigos [8, 27,30]

a) Définition

Ce sont de petites taches hyper pigmentées congénitales ou acquises, dues à une simple augmentation des mélanocytes au niveau de l'épiderme. Leur fréquence est estimée à 0,5 % **[19]**.

b) Diagnostic positif

Les lentigos sont des taches lenticulaires, de 1 à 3 mm de diamètre, à limites nettes et à surface lisse. Ils sont souvent noirs, mais peuvent être brun-clair. Ils apparaissent à l'enfance, mais peuvent être présents à la naissance. Leur nombre est variable. Ils ne disparaissent pas à la vitropression. Ils sont de siège ubiquitaire. Ils ne sont pas influencés par l'exposition au soleil.

3.2.5 Le naevus spilus [8,32]

a) Définition

C'est une variété particulière de naevus-cellulaire survenant sur une TCL.

b) Diagnostic positif

C'est une macule brun-clair, dont la surface est parsemée de petites taches plus sombre. Elle est présente à la naissance. Sa taille et sa forme sont variables. Ce naevus est un principe unique et siège sur le dos ou les membres. Il a parfois une topographie zoniforme. L'examen histologique montre des cellules naeviques au niveau des taches noires et des kératocytes renfermant des macromélanosomes au niveau de la TCL.

c) Diagnostic différentiel

Cliniquement, les lésions sont très évocatrices. En cas de doute l'histologie permet de confirmer le diagnostic.

d) Evolution

Le naevus spilus .est bénin et régresse spontanément. Dans quelques cas il peut persister indéfiniment.

Deuxième partie : NOTRE ETUDE

CHAPITRE I : ENONCE DU PROBLEME

Le Burkina Faso est situé en Afrique Occidentale, enclavé entre le Togo, le Bénin, le Ghana et la Cote d'Ivoire au sud ; le Mali au Nord et à l'Ouest, et le Niger à l'Est. Sa population se chiffrait en 1996 à 10.332.798 habitants **[25]**, pour une superficie de 274.000 Km2.

A l'instar des autres pays en développement, le Burkina Faso connait de nombreux problèmes d'ordre économique, éducationnel et sanitaire.

Sur le plan économique, les ressources du pays sont faibles. Les activités agricoles constituent la première source de revenus des populations 37,3% des sources de revenus en 1996 **[26]**. Ces revenus sont insuffisants et en 1996, 44,5% de la population vivait en dessous du seuil national de pauvreté (seuil de 41.099 F Cfa par an) **[26]**.

Sur le plan éducationnel, le taux de scolarisation est faible (33,7% en 1996) **[26]**. Le taux d'alphabétisation chez les plus de 15 ans est également faible (18,9% en 1996) **[26]**.

Sur le plan sanitaire le taux de natalité est élevé. Ce taux était de 45,7 pour mille en 1995 et les nouveaux nés constituaient pour la même période 0,38% de la population **[24]**.

L e faible niveau de l'hygiène conjugué à l'analphabétisme de la grande majorité de la population et aux conditions climatiques du pays contribuent à la persistance des endémies comme le paludisme et la bilharziose.

La disponibilité en personnel de santé et en formation sanitaire est faible (une formation sanitaire pour 11 668 habitants, et un médecin pour 30.000 habitants) **[24]**. Des problèmes d'ordre économique social et culturel sont à l'origine de la faible fréquentation des services de santé.

Tous ces facteurs contribuent à donner une forte mortalité infantile (93,7 pour mille en 1995) **[24]**.

Parmi les motifs de consultations les plus fréquents, les maladies de la peau étaient classées en 1995, en 3ème position (14,74% des motifs de consultations) après le paludisme (30,71%) et les affections des voies respiratoires (19,62 %) **[24]**.

Chez les nourrissons de moins d'un an, ces maladies de la peau ont motivé 17 438 consultations soit 8,57% du total des consultations (203 446) dans cette tranche d'âge en 1995 **[24]**. Dans cette proportion la fréquence des TDN n'est pas connue.

Dans un tel contexte la prévention des maladies doit être privilégiée. Si la vaccination occupe une place importante dans la prévention des maladies infectieuses, le dépistage clinique et précoce des maladies génétiques ne doit pas être négligé.

A coté des méthodes modernes moléculaires de dépistage de ces maladies génétiques, d'ailleurs au-dessus de nos moyen, existe l'examen cutanéo-muqueux des nouveaux-nés à la recherche de TDN. Ces TDN sont de marqueurs cutanés permettant le dépistage et la prise en charge précoce de certaines maladies génétiques.

Chez nous, ce dépistage est souvent systématique chez des enfants consultant pour d'autres motifs. Parfois c'est la survenue de complication ou la persistance des taches à l'enfance ou à l'adolescence qui motivent la consultation. Les données sur les TDN chez les sujets de race noire nous viennent essentiellement des études européennes ou américaines.

Il nous a donc semblé intéressant de mener une telle étude pour apprécier quelques données épidémiologiques des TDN en milieu africain, en vue d'une meilleure prise en charge des enfants.

CHAPITRE II : OBJECTIFS

2.1. OBJECTIF GENERAL

Etudier les aspects épidémiologiques des taches de naissance chez les nouveau-nés de la ville de Ouagadougou.

2.2. OBJECTIFS SPECIFIQUES

2.2.1. Déterminer la prévalence des taches de naissance chez les nouveau-nés dans les maternités de la ville de Ouagadougou.

2.2.2. Déterminer la distribution des taches de naissance selon la nature, la taille le siège et la présence d'autres malformations.

2.2.3. Déterminer la distribution des taches selon l'âge des nouveau-nés, le sexe la consanguinité, la gestité de la mère et les caractéristiques des parents.

CHAPITRE III : METHODOLOGIE

3.1. CADRE DE L'ETUDE

L'étude s'est déroulée dans la ville de Ouagadougou qui est située dans la Province du Kadiogo. Cette province comptait en 1996 cinq district sanitaire regroupant la zone urbaine de Ouagadougou et les villages environnants. La zone urbaine comptait à la même période, 12 maternités privées et publiques fonctionnelles, dont celle du centre hospitalier national Yalgado Ouédraogo (C HU N-Y O). Notre étude s'est déroulée plus précisément dans huit de ces maternités qui sont : Pogbi, Gounghin, Saint-Camille, Paul VI, Kossodo, La maternité du secteur 21, La maternité du CHN YO et la maternité Yennenga.

3.2. MATERIELS ET METHODES

3.2.1. Type de l'étude

C'est une étude descriptive, transversale en seul passage.

3.2.2. Sélection des nouveau-nés

La population cible était les enfants de 0 à 1 mois, nés ou reçus dans les maternités ci-dessus citées. Avec l'accord de leur mère, ces enfants étaient retenus et examinés selon leur ordre d'arrivée.

a) Echantillonnage

La méthode d'échantillonnage par grappe a été utilisée.

Calcul de la taille de l'échantillon :

Nous avons procédé au calcul de la taille de l'échantillon, en choisissant arbitrairement comme fréquence supposée des T D N dans la population générale : 50% et en utilisant la formule suivante :

$$n = \frac{e^2 [pq]}{I^2} \times 3$$

n= taille de l'échantillon

I= précision souhaitée (en fréquence relative)

e= écart réduit pour le risque statistique admis= 1,96 pour un risque de 5%

p= estimation du taux à mesurer

q= 1- p

3= facteur correctif, pour compenser la perte de précision dans ce genre d'échantillonnage.

En estimant la fréquence mesurée à 50% avec une précision de 5% et pour le risque statistique de 5%, la taille de l'échantillon était de : 1 152 enfants. Nous avions choisi 30 grappes. La taille de chaque grappe était donc de 1 152/30 soit 38,4 enfants arrondie à 39 enfants. La taille définitive de l'échantillon était alors de 1 170 enfants (30 x 39).

Localisation des grappes et choix des maternités :

La localisation des grappes à nécessité l'établissement de la liste des 12 maternités de la ville de Ouagadougou avec leur effectif annuel de naissance vivante de 1996 (**cf. annexe 1).**

Nous avons calculé les effectifs cumulés de ces naissances vivantes et le nombre total était de 22 262. Nous avions 30 grappes et le pas de sondage était donc de 22 262/30 soit 742. Ce nombre était 636. La première grappe était située dans la maternité correspondant à l'effectif cumulé qui juste supérieur au nombre 636. Cette première grappe se trouvait ainsi localisée dans la maternité Kossodo. Pour localiser la 2ème grappe nous avons ajouté le pas de sondage 742 à 636. Ce qui à donné 1378. L'effectif cumulé juste supérieur à ce nombre était celui de la maternité du secteur 21, qui était ainsi choisie pour abriter la 2ème grappe. Pour localiser la 3ème nous avons ajouté 742 0 1378. Ce qui a donné 2120. L'effectif cumulé juste supérieur à ce nombre était celui de la maternité du secteur 21, qui était alors également choisie pour abriter la 3ème grappe ; etc.

Le reste des grappes a été formé de la même façon en ajoutant à chaque fois le pas de sondage à l'effectif précédent. La liste des maternités et des grappes ainsi choisies figurent **à l'annexe 1**.

b) Les critères d'exclusion étaient

- Le refus des parents de participer à l'enquête
- Les enfants âgés de plus de 31 jours.
- Les enfants dont l'état nécessitait une évacuation d'urgence vers un centre spécialisés.

3.2.3. Période de l'étude

La collecte des données s'est déroulée tous les jours sauf les dimanches du 12 Mai 1997 au 08 Aout 1997.

3.2.4. Protocole de l'étude

A chaque fois, nous tirions au sort une maternité et nous examinions les enfants de 0 à 1 mois qui y étaient, jusqu'à l'obtention du nombre d'enfants requis.

Un questionnaire écrit ou fiche d'enquête a permis de recueillir les données. Nous avons procédé d'abord à l'interrogatoire des mères pour noter l'état civil ; les antécédents familiaux des enfants et l'histoire de la grossesse.

Ensuite la date de naissance était chaque fois vérifiée sur le carnet de santé.

Enfin nous avons examiné les enfants complètement nus à la recherche de taches, de malformations externes et d'autres lésions cutanées associées. Pour éviter qu'un enfant ne soit examiné deux fois, le numéro de sa fiche était reporté sur son carnet de santé. Avant d'examiner un enfant, nous vérifions à chaque fois s'il n'avait pas déjà un numéro.

Nous avons effectué un an de stage en dermatologie, avant le début de l'enquête. Tous les enfants ont été examinés par nous ; les cas de diagnostic douteux ont nécessité le concours d'un dermatologue.

Le diagnostic des taches était uniquement basé sur la clinique.

Les parents des enfants examinés ont reçu des explications sur la signification et l'évolution des TDN. Les enfants présentant des taches nécessitant une surveillance ont été revus dans le service de dermatologie ; ceux présentant des malformations ou anomalies ont été orientés vers les services compétents.

3.2.5. Gestion des données

Les données ont été saisies sur un micro-ordinateur. La saisie, le contrôle de qualité de la saisie et l'analyse ont été effectués par un technicien en informatique avec le logiciel EPI INFO version 6.1.

Le test paramétrique du Chi-carré a été utilisé pour comparer les différentes proportions obtenues avec un taux de signification à 5%.

3.2.6. Considération éthiques

Les parents des enfants et le personnel soignant de la maternité étaient informés des objectifs de l'enquête et leur refus n'avait aucun impact sur la prise en charge de leurs enfants. Toute autre affection découverte chez un enfant était traitée.

CHAPITRE IV : RESULTATS

Du huit mai 1997 au douze Août 1997, nous avons mené une enquête transversale à la recherche de TDN dans huit maternités de la ville de Ouagadougou.

Cette enquête a concerné **1170 nouveau-nés** et a donné les résultats suivants :

4.1. CARACTERISTIQUES GENERALES DE L'ECHANTILLON

Les milles cent soixante dix (1 170) nouveau-nés examinés comprenaient 48,8% de filles contre 51,2% de garçons. Le sex ratio était de 1,04. Leur âge variait de 0 à 31 jours avec un âge moyen de 2,95 jours. 91,6% des nouveau-nés étaient âgés de 0 à 7 jours (période néonatale précoce) et 8,4% d'entre eux étaient âgés de 8 à 31 jours (période néonatale tardive).

Il y avait sur l'ensemble des nouveau-nés, 11 prématurés et post-terme. Le reste des enfants (99%) était né à terme.

La gestité des mères variait de 1 à 14. 65,3% des enfants étaient nés d'une mère primigeste. 31,9% avaient une mère dont la gestité était comprise entre 2 et 7. 2,8% des enfants avaient une mère dont la gestité était supérieure à 7.

4.2. ASPECTS EPIDEMIOLOGIQUES

4.2.1. Prévalence des taches de naissance

Sur l'ensemble des 1 170 nouveau-nés examinés, 544 avaient une ou plusieurs taches. Le taux de prévalence global des TDN était donc de 544/ 1 1170 soit **46,5 %**.

Six types de taches ont été observés : les angiomes plans, les taches saumons, les taches mongoliques, les taches café au lait (TCL), les naevi naevo-cellulaires, les lentigos et les taches achromiques. La fréquence des taches en fonction de leur nature est représentée au tableau I.

Tableau I : Prévalence selon la nature des taches observées chez 544 nouveau-nés de la ville de Ouagadougou.

Nature de la tache	Effectif	Fréquence (%)
Lésions vasculaires :		
Angiomes plans	2	0,3
Taches saumon	76	14,0
Lésions pigmentées :		
Taches mongoliques	288	53,0
Taches café au lait	148	27,2
Naevi Naevo-cellulaires et lentigos	22	4,0
Taches achromiques	*8*	*1,5*
Total	**544**	**100,0**

Au total, la prévalence des taches était de 14,3% pour les lésions vasculaires ; de 84,2% pour les lésions pigmentées et de 1,5% pour les taches achromiques.

4.2.2. Répartition de 732 taches en fonction de leur nature

Le nombre total de taches observées était de 732. La répartition des taches en fonction de leur nature est représentée au tableau II.

Tableau II : Répartition de 732 taches en fonction de leur nature

Nature de la tache	Nombre observé	Fréquence (%)
Lésions vasculaires :		
Angiomes plans	2	0,3
Taches saumon	93	12,7
Lésions pigmentées :		
Taches mongoliques	406	55,4
Taches café au lait	191	26,1
Naevi Naevo-cellulaires et lentigos	32	4,4
Taches achromiques	8	*1,1*
Total	**732**	**100,0**

Parmi les taches, la proportion des taches mongoliques était la plus élevée avec 55,4%.

Les lésions pigmentées occupaient la première place **(85,9%)**, suivies des lésions vasculaires **(13%)** et des taches achromiques **(1,1%)**. Parmi les taches, la proportion des taches mongoliques était la plus élevée avec (55,4%), suivie de celle des TCL (26,1%). La plus faible proportion était celle des angiomes plans (0,3%).

Dans notre étude 86,2% des 544 nouveau-nés porteurs de taches avaient un seul type de tache et 13,8% de ces nouveau-nés avaient au moins deux taches de natures différentes. Le nombre de taches par enfant variait de 1 à 7. Trois nouveau-nés soit 0,25% de notre échantillon avaient trois ou plus de trois TCL. Parmi eux un nouveau-né avait 7 TCL mais toutes de taille inférieure à 1,5 cm.

4.2.3. La répartition des taches en fonction du siège

La répartition des TDN en fonction du siège est représentée au tableau III.

Tableau III : Répartition de 732 taches en fonction du siège

Siège	Nombre observé	Fréquence (%)
Fesses	204	27,9
Membres	169	23,0
Région lombo-sacrée	138	19,0
Tronc	114	15,6
Cou et cuir chevelu	86	11,7
Visage	18	2,4
Plus de 2 sites	2	0,3
Organes génitaux	1	0,1
TOTAL	732	100,0

*Deux nouveau-nés présentaient une tache prenant plus de deux sièges ci-dessus cités

Le siège le plus fréquent des taches était les fesses **(27, 9%)**, suivi des membres **(23%)** et la région lombo-sacrée **(19%)**. Le siège le moins fréquent était les organes génitaux **(0,1%)**.

Quatre nouveau-nés présentaient une tache étendue prenant plus d'un des sièges ci-dessus cités. Ces taches étaient :

- Une tache mongolique de 20 cm de grand axe disposée en nappe, inhomogène et mal limitée. Cette tache prenait tout le dos, les fesses et la racine des cuisses.

- un naevus géant de 35 cm siégeant sur tout le tronc sauf la partie antérieure du thorax, les fesses et les organes génitaux ; on notait par ailleurs de multiples taches satellites au naevus et également sur le visage et le cuir chevelu.
- Un autre naevus géant de 25 cm siégeant sur la fesse droite et descendant en bande sur la face postérieure de la cuisse droite, la face postérieure de la jambe droite, pour s'arrêter au niveau de la cheville droite.
- Une TCL de 22 cm disposée en raquette sur la ligne médiane, allant de l'ombilic à la région sternale.

La répartition des taches en fonction de la nature est représentée au tableau IV.

Tableau IV : Répartition en fonction de la nature et du siège de 732 taches observées chez 544 nouveau-nés

Nature de la tache

Siège	Angiomes plans n (%)	Taches saumon N	Taches saumon (%)	Taches mongoliques N	Taches mongoliques (%)	Taches au lait n	Taches au lait (%)	Naevi naevo-cellulaires et lentigos n	Naevi naevo-cellulaires et lentigos (%)	Taches achromiques n	Taches achromiques (%)	Total
Cuir chevelu	0 -	86	92,5	0	-	0	-	0	-	0	-	86
Visage	1 50,0	7	7,5	0	-	6	3,1	1	3,1	3	37,5	18
Tronc	0 -	0	-	18	4,5	83	43,5	10	31,2	3	37,5	114
Membres	1 50,0	0	-	59	14,5	93	48,7	15	47,0	1	12,5	169
Région lombo-sacrée	0 -	0	-	138	34,0	0	-	0	-	0	-	138
Fesses	0 -	0	-	190	46,8	9	4,7	4	12,5	1	12,5	204
Organes génitaux	0 -	0	-	0	-	0	-	1	3,1	0	-	1
Plus de deux sites	0 -	0	-	1	0,2	0	-	1	3,1	0	-	2
TOTAL	2	93		406		191		32		8		732

A l'exception de l'angiome plan du membre inférieur, toutes les lésions vasculaires siégeaient sur l'extrémité céphalique cou et visage. Les lésions pigmentées prenaient par contre essentiellement le tronc et les membres. Le siège préférentiel des taches variait selon leur nature :

- Les taches saumon siégeaient en majorité (92,5%) sur le cou et le cuir chevelu.
- Pour les taches mongolique ce siège préférentiel était les fesses (46,5%) mais il est à noté que la totalité des taches de la région lombo-sacrée, en dehors du naevus géant de 35cm était des taches mongolique. Par ailleurs 7 nouveau-nés 0,5% de notre échantillon présentaient des taches mongoliques siégeant de façon bilatérale et symétrique sur les chevilles.
- Pour les TCL ce siège était les membres (48,7%).
- Pour les naevi naevo-cellulaires et lentigo ce siège était également les membres (47%). Aucun naevus ou lentigo n'a été observé sur les paumes ou la plante des pieds.
- Pour les taches achromiques ce siège était le visage et le tronc (37,5%)

L'angiome plan du visage mesurait 4cm et siégeait sur la région médio-frontale sans aucun signe neurologique associé. Le naevus du visage mesurait 10 cm et prenait la tampe droite, la joue droite et la paupière droite mais sans atteindre la conjonctive.

4.2.4. Répartition des taches en fonction de la taille

Selon la taille, les taches ont été arbitrairement divisées en 3 classes :
- les taches de moins de 1,5cm de grand axe ou petites ;
- les taches de 1,5cm à 20cm ou taches de taille moyenne et
- les taches de plus de 20cm ou grandes taches

La répartition en fonction de la taille est représentée au tableau V.

Tableau V : Répartition en fonction de la nature et de la taille de 732 taches observées chez 544 nouveau-nés

	Classe taille (Cm)						
	< 1,5		1,5 à 20		> 20		
Nature de la tâche	n	(%)	n	(%)	N	(%)	Total
Lésions vasculaires							
angiomes plans	1	50	1	50	0	0	2
taches saumon	8	8,6	85	91,4	0	0	93
Lésions pigmentées							
taches mongoliques	14	3,3	392	96,7	0	0	406
taches café au lait	135	70,7	55	28,8	1	0,5	191
naevi naevo-cellulaires et lantigos	23	71,9	7	21,9	2	6,2	32
Taches Achromiques	4	50	4	50	0	0	8
TOTAL	185	25,3	544	74,3	3	0,4	732

NB : n = nombre de taches observées

Parmi les taches, celles de la 2ème classe était les plus nombreuses 74,3% Suivies des petites taches **(25,3%)** et des grandes taches **(0,4%)**. Ces grandes taches comprenaient la TCL de 22cm et les deux naevi géants.

La fréquence des naevi géants dans notre échantillon était donc de 2/1 170, soit **0,2%.** Cependant la grande majorité des naevi naevo-cellulaires (71,9%) étaient de petite taille. Il en était de même pour les TCL qui comportaient 70,7% de petites taches. A l'inverse de ces résultats, les taches mongoliques et les taches saumons comportaient essentiellement des taches de taille moyenne, soit respectivement 96,7% et 91,4% (cf tableau V).

4.2.5. Répartition des taches en fonction du sexe

Tableau VI : <u>Répartition en fonction de la nature et de la taille de 732 taches observées chez 544 nouveau-nés</u>

SEXE	TDN +		TDN-		
	n	(%)	n	(%)	TOTAL
Masculin	274	45,7	325	54,3	599
Féminin	270	47,3	301	52,7	571
TOTAL	544		626		1 170

Chi-carré = 0,27   ddl=1   0,5 <p<0,90

NB : n = effectif des nouveau-nés observé

TDN + = nouveau-nés présentant des taches de naissance

TDN - = **nouveau-nés ne présentant pas de taches de naissance**

La fréquence des taches étaient de **47,3%** chez les filles et de **45,7%** chez les garçons. La différence entre ces deux fréquences n'était pas statistiquement significative avec (0,5 < P < 0,90) (voir Tableau VI).

Tableau VII : Répartition en fonction du sexe et de la nature de 732 taches observées chez 544 nouveau-nés

Nature de la tache	SEXE				TOTAL
	Féminin		Masculin		
	n	(%)	n	(%)	
Lésions vasculaires					
Angioms plans	0	0,0	2	100,0	2
Tâches saumon	47	50,5	46	49,5	93
Lésions pigmentées					
Tâches mongoliques	212	52,2	194	47,8	406
Tâches caf-au-lait	98	5,3	93	48,7	191
Naevi naevo-cellulaires et lantigos	19	59,4	13	40,6	32
Taches Achromiques	4	50,0	4	50,0	8
TOTAL	**380**	**51,9**	**352**	**48,1**	**732**

NB : n = nombre de taches observées

En dehors des angiomes plans et des taches achromiques le nombre de taches chez les filles était toujours plus élevé que celui des garçons. Sur l'ensemble des 732 taches, **51,9%** ont été observé chez les filles contre **48,1%** chez les garçons.

4.2.6. Répartition en fonction de l'âge

Tableau VIII : <u>Répartition de 1 170 nouveau-nés en fonction de l'âge et de la présence ou non de tache.</u>

Classe d'âge (jours)	TDN +		TDN-		TOTAL
	n	(%)	n	(%)	
0 à 7	506	47,2	566	52,8	1 072
8 à 31	38	38,8	60	61,2	98
TOTAL	**544**		**626**		**1 170**

Chi-carré = 2,56   ddi=1   0,1 < p < 0,20

NB : n = effectif des nouveau-nés observé
 TDN + = nouveau-nés présentant des taches de naissance
 TDN - = nouveau-nés ne présentant pas de taches de naissance

Les nouveau-nés examinés ont arbitrairement classés en deux groupes : les enfants de 0 à 7jours (1.072 enfants) et les enfants de 8 à 31 jours (98 enfants). **47,2%** des enfants de la 1ère classe ont présenté des taches contre **38,8%** des enfants de 2ème classe. La différence entre ces deux fréquences n'étaient pas statistiquement significative (0,10 < P < 0,2) (voir tableau VIII).

4.2.7. Répartition en fonction de la consanguinité

Tableau IX : Répartition de 1.170 nouveau-nés en fonction de la consanguinité, et de la présence ou non de tache.

	TDN +		TDN-		
	n	(%)	n	(%)	TOTAL
Consanguinité +	3	37,5	5	62,5	8
Consanguinité -	541	46,6	621	53,4	1 162
TOTAL	544		626		1 170

Chi-carré corrigé de Yates = 0,02   ddl=1   P = 0,87

NB : n = effectif des nouveau-nés observé
   TDN + = nouveau-nés présentant des taches de naissance
   TDN - = nouveau-nés ne présentant pas de taches de naissance

Parmi les nouveau-nés examinés dans notre échantillon 8 étaient nés d'un mariage consanguin soit une fréquence **0,7%** pour la consanguinité.

La fréquence des TDN chez les nouveau-nés issus de mariages consanguins était de **37,5%**. Cette fréquence était de **46,6%** chez les nouveau-nés issus de mariages non consanguins voir tableau IX La différence entre ces deux fréquences n'était pas statistiquement significative (p= 0,87).

4.2.8 Répartition en fonction de la gestité de la mère

Les nouveau-nés examinés ont été arbitrairement divisées en 3 groupes selon la gestité de la mère :

- 1er groupe= nouveau-nés de mères primigestes
- 2ème groupe= nouveau-nés de mères dont la gestité était comprise entre 2 et 7
- 3ème groupe= nouveau-nés de mères dont la gestité était supérieur à 7

Tableau X : Répartition de 1 170 nouveau-nés en fonction de la gestité de la mère et de la présence ou non de tache.

Gestité	TDN +		TDN -		TOTAL
	n	(%)	n	(%)	
1	157	42,1	216	57,9	373
2 à 7	375	49,1	389	50,9	764
> 7	12	36,4	21	63,6	33
TOTAL	544		626		1 170

Chi-carré = 6,32   ddl = 2 $0,02 < p < 0,05$

NB : n = effectif des nouveau-nés observé
　　TDN + = nouveau-nés présentant des taches de naissance
　　TDN - = nouveau-nés ne présentant pas de taches de naissance

La fréquence des TDN dans ces 3 groupes était respectivement de **42,1% ; 49,1%** et **36,4%** (voir tableau X). La différence entre ces trois fréquences était statistiquement significative au taux de signification de 5% ($0,02 < P < 0,0$). La fréquence des TDN chez les nouveau-nés du 2ème groupe (49,1%) n' était donc significativement plus élevée que celle des nouveau-nés du 1er groupe (42,1%) ou celle des nouveau-nés du 3ème groupe (36,4%).

4.2.9. Répartition en fonction des malformations externes ou anomalies.

Tableau XI : <u>Répartition de 1 170 nouveau-nés en fonction de la présence ou non de malformation et de la présence ou non de tache.</u>

	TDN +		TDN-		
	n	(%)	n	(%)	TOTAL
Malformation +	25	59,5	17	40,5	42
Malformation -	519	46,0	609	54,0	1 128
TOTAL	544		626		1 170

Chi-carré = 2,97   ddl = 1 $0,05 < p < 0,10$

NB : **n** = effectif des nouveau-nés observé
   TDN + = nouveau-nés présentant des taches de naissance
   TDN - = nouveau-nés ne présentant pas de taches de naissance
   Malformation + = nouveau-nés présentant des malformations
   Malformation - = nouveau-nés ne présentant pas de malformations

Dans notre échantillon 42 nouveau-nés soit **3,6%** ont présenté des malformations externes ou anomalies. La fréquence des TDN était de **59,5%** chez ces nouveau-nés. Cette fréquence était de **46%** chez les nouveau-nés ne présentant pas de malformations externes (voir tableau XI). La différence entre ces deux fréquences n'était pas statistiquement significative ($0,05 < P < 0,10$). Toutes les malformations ont été observées chez les enfants nés à terme.

Tableau XII : Type et fréquence des malformations externes et anomalies observées

Siege	Nombre observé	Fréquence (%)
Bourses vides	9	21,5
Fossette sacrée	2	4,7
Hydrocèle	1	2,4
Hypospadias balanique	1	2,4
Malformation du nez	1	2,4
Oreilles mal ourlées	2	4,7
Sinus pré auriculaire	2	4,7
Pied Bot Varus équin	1	2,4
Polydactylie	21	50,0
Syndrome de prune et Belly	1	2,4
Plus de deux malformations*	1	2,4
TOTA	**42**	**100,0**

*Un enfant présentait à la fois une fois une microcéphalie, un pied bot varus équin et deux bourses vides.

Chaque enfant portait une seule malformation à l'exception d'un seul qui avait à la fois une microcéphalie, un pied bot varus équin et deux bourses vides. Cet enfant portait également une TCL de cm sur l'abdomen. La fréquence de la polydactylie dans notre échantillon était de 21/1 170 soit 1,8% et celle des bourses vides était de 9/1 170 soit 0,8%.

Au total 38 TDN dont 4 naevi pigmentaires ont été observées en association avec des malformations. Les associations les plus fréquentes étaient :

- Polydactylie et TCL, 9 fois sur 21 soit 42,9% ;
- Polydactylie et tache mongolique, 7 fois sur 21 soit 33,3% ;
- Bourses vides et tache mongolique, 4 fois sur 9 soit 44,4%.

Dans notre échantillon 22 nouveau-nés ont présenté des naevi naevo cellulaires et 4 d'entre eux présentaient également une malformation. La fréquence des naevi chez les nouveau-nés présentant des malformations était donc de 4/42 soit 9,5%. Cette fréquence était de 1,6% chez les nouveau-nés sains.

4.2.10. Autres lésions cutanées observées

Tableau XIII : <u>Répartition des autres lésions cutanées observées.</u>

Siege	Nombre observé	Fréquence (%)
Alopécie circonscrite	1	2,2
Impétigo	4	8,7
Erythème toxique	37	80,4
Hypertrichose sacrée	2	4,3
Purpuras	1	2,2
Touffe de cheveux blancs	1	2,2
TOTAL	**46**	**100,0**

Dans notre échantillon 46 lésions cutanées ont été observées en dehors des TDN. Parmi elles l'érythème toxique était la plus fréquente (80,4%), mais sa fréquence dans notre échantillon était de 37/1 170 soit 3,1%. Nous avons associé à ces lésions cutanées la touffe de cheveux blancs qui correspond à une disparition du pigment mélanique au niveau des follicules pileux.

CHAPITRE V : DISCUSSION ET COMMENTAIRES

5.1. NOS LIMITES

Le manque de biopsies cutanées notamment dans le cas des taches brun-foncée et noires ne nous a permis de distinguer les naevi naevo-cellulaire des lentigos. Ces biopsies étaient également importantes pour suivre l'évolution des naevi géants.

Dans notre étude, un des deux nouveau-nés présentant des naevi géants n'a pu être mis sous surveillance (les parents ne sont pas venus au rendez-vous).

5.2. DISCUSSION ET COMMENTAIRES

Au terme de cette étude nous pouvons affirmer qu'il existe effectivement des TDN chez les nouveau-nés de la ville de Ouagadougou. Le taux de prévalence de ces taches dans notre échantillon était de 46,5%.

Six type de TDN ont été observées : les angiomes plans (0,3%) les taches saumons (14%), les taches mongoliques (53%) les TCL (27,2%) les naevi naevo-cellulaires et les lentigos 4% et les taches achromiques (1,5%).

5.2.1. Prévalence des taches

a) Prévalence globale

Le taux de prévalence des TDN dans notre échantillon (46,5%) était plus élevé que celui trouvé par Karvonen SL. et coll (5,5%) chez 4 346 nouveau-nés en Finlande [19] et également que celui trouvé par Alper JC. et Coll (8%) chez 4.641 nouveau-nés [2] à Boston aux Etas Unis d'Amérique.

Cette différence est probablement due à la fréquence très élevée des taches mongoliques dans notre échantillon. Dans l'étude de Karvoven SL. Et Coll tous les nouveau-nés étaient de race blanche, et ont présenté moins de 1% de taches mongoliques [19].

Dans l'étude de Alper JC. et Coll qui comportait 10,6% de nouveau-nés de race noire, la fréquence des taches mongoliques était de 25,5% [2].

Dans notre étude qui ne regroupait rien que des nouveau-nés de race noire, la prévalence des taches mongoliques était de 53%. Cette prévalence est très élevée et contribue à augmenter la prévalence globale des TDN chez les nouveau-nés dans notre échantillon.

b) Fréquence selon la nature de la tache.

La grande majorité des nouveau-nés dans notre étude (86,2%) a présenté un seul type de tache.

Mais les associations sont possibles. La fréquence de ces associations dans notre étude (13,8%) était inférieure à celle de 15,5% trouvée par Karvonen SL. Et Coll. Sur un total de 238 nouveau-nés porteurs de TDN [19]. Ces associations n'ont entraîné aucune symptomatologie particulière chez les nouveau-nés dans notre étude.

✓ *Les lésions vasculaires*

La fréquence des lésions vasculaires dans notre échantillon était de 14,3%. Ces lésions étaient bénignes et composées en majorité de taches saumon. Aucune malformation de type angiomatose, aucun trouble neurologique (convulsion) n'était associé à ces les lésions vasculaires. Cependant l'angiome plan du visage était situé sur une partie du territoire ophtalmique du nerf trijumeau région médio- frontale et paupières supérieures et nécessiterait une surveillance.

Nous avons observé deux types de lésions (Les taches saumons et les angiomes plans). Ce résultat est différent de celui observé par Karvonen SL. Et Coll en Finlande (6 types de lésions vasculaires chez 4.346 nouveau-nés examinés) [19] ; de celui observé par Alper JC. Et Coll à Boston (4 type de lésions chez 4.641 nouveau-nés) et de celui observé par Jacob AH. Et Coll en Californie (3 type de lésions chez 1058 nouveau-nés). Ces auteurs ont trouvé en commun des angiomes tubéreux que nous n'avons pas observés. Mais dans notre étude, l'évolution des angiomes plans vers des angiomes tubéreux ne pouvait être exclue.

En comparant nos résultats avec ceux de ces trois études, deux faits sont à noter :

1-Il existe une grande différence entre la fréquence des taches saumon dans notre étude et celle de ces trois études. Cette fréquence était de 1,7% dans l'étude Karvonen SL. Et Coll ; de 40,3% dans l'étude de Jacobs AH. Et Coll et de 68,6% dans celle de Alper JC. Et Coll. Dans l'étude de Karvonen SL. Et Coll, la faible fréquence de ces taches saumon pourrait se comprendre puisqu'ils n'ont pas tenu compte des taches localisées sur le cou et le front(sièges de prédilection de ces taches). Par rapport aux deux autres études, la fréquence des taches saumon dans notre étude était très faible. La différence était plus marquée avec l'étude de Alper JC. Et Coll et pourrait, dans ce cas précis être expliquée par plusieurs hypothèses :

- l'échantillon plus grand de Alper JC. Et Coll ;
- la différence raciale. En effet chez certains enfants la peau était très foncée dès la naissance et ne permettait pas de distinguer les taches saumon. Cela a pu conduire à une insuffisance de diagnostic dans notre étude ;
- une réelle différence entre les populations étudiées ;
- le manque de suivi dans notre étude. Nous faisions un examen unique des nouveau-nés et les taches apparues 2 ou 3 jours après l'examen n'étaient pas prises en compte. Par contre dans l'étude Alper JC. Et Coll, les enfants étaient suivis pendant trois jours et les taches étaient notées au fur et à mesure qu'elles apparaissaient.

Comme dans ces trois études, la des angiomes plans dans notre échantillon était faible (0,3% cf. tableau I). Cette fréquence était de 0,2% dans l'étude de Kavonen SL. Et Coll [19] ; de 0,3% dans celle de Jacobs AH. Et Coll [18] et de 0,06% dans celle de Alper JC. Et Coll [2]. Ce résultat confirme la faible fréquence des angiomes plans quelque soit la race des nouveau-nés examinés.

✓ *Les lésions pigmentées*

Elles formaient la grande majorité (84,2%) des lésions dans notre étude et était dans la plupart des cas bénignes.

Du point de vue de la nature, ces lésions pigmentées ne diffèrent pas de celles observées par Karvonen SL. Et Coll [19], et celles observées par Alper JC. Et Coll

[2]. Mais leurs fréquences étaient plus élevées que celles observées par ces auteurs soit respectivement 2% et 45,46%.

Cette différence pourrait s'expliquer, comme pour la fréquence globale des TDN, par la fréquence plus élevée des taches mongoliques chez les nouveau-nés de notre échantillon.

La grande fréquence des taches mongoliques chez les nouveau-nés de race noire a déjà été décrite par Ortonne JP [30] et Achten G en France [1].

Aux Etats Unis d'Amérique Jacobs AH. Et Coll ont trouvé une fréquence de 23,5% chez 1 058 nouveau-nés en Californie [18]. Alper JC. Et Coll ont observé 25,5% chez 4 641 nouveau-nés à Boston [2]. Mais dans ces deux dernières études, il y avait des nouveau-nés de plusieurs races et la proportion des taches mongoliques chez les nouveau-nés de rac noire, était respectivement de 95,5% pour 66 nouveau-nés [18] et de 88,7% pour 915 nouveau-nés [2]. Dans notre étude les taches mongoliques occupaient la première place avec une fréquence de 53% (cf tableau I).

Notre étude confirme donc la présence élevée des taches mongoliques chez les nouveau-nés de race noire. La différence raciale pourrait expliquer la différence entre la fréquence globale des taches mongoliques dans notre étude et celle des deux autres.

Pour les autres lésions pigmentées, nous observons également une différence avec les études citées.

Concernant les TCL, nous avons observé une fréquence de 27,2% (cf. tableau I). Karvonen SL. Et Coll. Ont trouvé moins de 0,1% de TCL chez 4 346 nouveau-nés finlandais de race blanche [19]. Alper JC. Et Coll en Californie ont obtenu les résultats suivants : sur 4 641 nouveau-nés, 125 enfants soit 2,7% portaient des TCL [2]. Mais dans cette étude, la fréquence des TCL était de 18,3% chez les nouveau-nés de race noire et de 0,3% chez les nouveau-nés de race blanche. En plus, 81,9% des nouveau-nés porteurs de multiples TCL étaient de race noire.

Par rapport à ces deux études, la fréquence des TCL dans notre étude est élevée et la différence observée pourrait donc être attribuée à la différence raciale.

L'examen physique de l'enfant porteur de 7 TCL dans notre étude était normal et aucun autre signe n'était associé à ces TCL.

A propos des naevi pigmentaires, la différence était moins élevée. Alper JC. et Coll ont eu une fréquence de 1,1% de naevi pigmentaires **[2]**. Dans notre étude, cette fréquence était probablement augmentée par les lentigos et atteignait 4,0% (cf tableau I). Mais dans une étude multiraciale regroupant 306 nouveau-nés, Prigent F. et Coll en France ont trouvé une fréquence de 3,5% pour les naevi pigmentaires **[31]** et ils ont également observé que la fréquence de ces naevi pigmentaires était plus élevée chez les enfants de race pigmentées (11,1%) que chez les enfants de race blanche (2,3%). La différence de fréquence des naevi pigmentaires entre notre étude et celle de Alper JC. et Coll pourrait donc être liée à la différence raciale.

✓ *Les taches achromiques*

Dans notre étude et dans celle de Alper JC. Et Coll, la fréquence des taches achromiques était faible, et respectivement de 1,5% (cf tableau I) et de 0,8% **[2]**. Aucune de ces taches n'était associée à des troubles neurologiques ou à d'autres signes de la sclérose de Bourneville. La disposition particulière en feuille de sorbier n'était pas non plus retrouvée.

Des cas de régression de ces taches ont déjà été décrits **[2]**, mais une surveillance d'au moins un an est nécessaire pour écarter toute éventualité de complication chez les nouveau-nés présentant ces taches achromiques.

5.2.2. Répartition de 732 taches en fonction de la nature

Cette répartition (cf. tableau II) a pour intérêt de montrer d'avantage la proportion élevée des lésions pigmentées et notamment des taches mongoliques dans notre étude.

5.2.3. Répartition en fonction du siège

Dans notre étude le siège préférentiel des taches était les fesses, suivi des membres et de la région lombo-sacrée (cf tableau III). Mais l'analyse de la répartition des taches en fonction du siège devrait tenir compte de la proportion de surface cutanée de chaque partie du corps par rapport à la surface corporelle totale. Plus cette proportion est élevée, plus la probabilité d'y trouver des taches est grande. Selon Thuilleux G. et Sicard JF, la répartition de la surface corporelle chez le nourrisson de moins d'un an est la suivant [34] : la tête (19%) ; le cou (2%) ; le tronc (26%) ; les 2 membres supérieures (18%) ; les organes génitaux (2%) ; les 2 fesses (5%) et les deux membres inférieurs (28%).

Dans notre étude, si l'ensemble des taches du tronc et de la région lombo-sacrée était regroupé, il formerait 34,4% (252/732) des taches. De même ceux des membres forme 23% des taches.

En tenant compte du ratio de la proportion des taches de chaque partie du corps sur la proportion de surface corporelle de cette partie du corps, le siège préférentiel des taches devient donc le cou, les fesses, le tronc, les membres, la tête et les organes génitaux.

Dans notre étude, les TDN étaient bien à leur siège habituel, mais il est a noté le siège inhabituel des taches mongoliques sur les chevilles chez 0,5% des nouveau-nés.

La proportion des taches saumon sur le visage (7,5%) était inférieure à celle trouvée par Alper JC et coll (18,1%) sur 22 taches saumon [2].

Dans notre étude, le siège de prédilection des naevi naevo-cellulaires était les membres (47%). Dans leur étude portant sur 4346 nouveau-nés Karvonen SL et coll ont trouvé que ce siège était le tronc avec 46% des 70 naevi naevi pigmentaires observés [19].

Aucun naevus n'a été observé sur la plante des pieds ou la paumes des mains. Ceux confirment ceux déjà trouvés par Castilla EE. Et coll avec 531 831 nouveau-nés en amérique latine **[5]** et Walton RG. Et coll avec 1 058 nouveau-nés en Californie **[35]**. Cette localisation est donc rare.

En dehors des naevi géants et du naevus du visage (d'ailleurs en voie de régression), aucune tache ne posait de problème esthétique majeur pouvant conduire à la marginalisation des enfants porteurs de ces taches.

5.2.4. Répartition en fonction de la taille

Si la taille des taches dans notre étude variait en fonction de la nature, au sein de chaque type de tache il n'y aurait pas une grande disparité. Les taches saumon avaient une taille maximale de 5 cm tandis que les taches mongoliques mesuraient en majorité entre 10 et 12 cm. Quant aux TCL et aux naevi naevo-cellulaires, elles se composaient de petites taches de moins de 1,5 cm.

La grande proportion de naevi de petite taille confirme les résultats déjà trouvés par Alper JC et coll. (92,1% de naevi de moins d'1 cm sur un total de 51 cm) **[2]** ; et ceux trouvés par Karnoven SL. Et coll (80% de naevi de moins de 2 cm sur un total de 70) **[19]**.

La fréquence des naevi pigmentaires congénitaux géants est estimée généralement en France à 1 pour 20 000 naissances **[1,3]**. Dans une étude portant sur 4346 nouveau-nés, Karnoven SL. Et coll ont obtenus une fréquence de 0,02% pour ces naevi géants **[19]**.

Dans notre étude cette fréquence était faible (0,2%) mais plus élevée que celle de Karnoven SL. Et Coll.

De rares cas de régréssion de naevi pigmentaires congénitaux géants ont été décrits par Dutheil P. et Coll **[9]**. Une exérèse prophylactique pourrait être envisagée pour le naevus géant sous surveillance dans notre étude (naevus du tronc) ; mais à court terme la surveillance clinique avec biopsies à l'appui est préférable.

5.2.5. Répartition en fonction du sexe

Dans notre étude, la proportion des garçons (51,2%) était élevée que celle des filles (48,8%). Cependant la fréquence des taches légèrement plus élevée chez les filles que chez les garçons.

Tous les deux angiomes plans ont été observés chez les garçons, mais dans un échantillon plus grand, la fréquence de ces taches dans les deux sexes pourrait peut être s'équilibrée.

La différence observée dans la répartition des taches selon le sexe dans notre étude, était plus marquée dans le cas des naevi naevo-cellulaires et des lentigos. La proportion de ces taches était de 59,4% chez les filles contre 40,6% chez les garçons (cf tableau VII).

Alper JC. Et Coll avaient déjà noté cette forte différence dans une étude menée sur 4641 nouveau-nés. En effet ils avaient trouvé 51 naevi naevo-cellulaires avec une proportion deux fois plus élevée chez les filles que chez les garçons [2].

5.2.6. Répartition en fonction de l'âge

La faible proportion des taches chez les nouveau-nés de 8 à 31 jours est probablement liée à leur faible proportion dans notre étude ; de même que l'absence de certains types de taches dans cette tranche d'âge.

En effet toutes les taches observées persistent normalement au-delà d'un mois. Cependant il faut noter que la peau du nouveau-né de race noire devient de plus en plus foncée au fil des jours et il est plus aisé de diagnostiquer cliniquement les TDN chez l'enfant de moins de 7 jours que chez celui d'un mois.

5.2.7. Répartition en fonction de la consanguinité

La consanguinité est un des facteurs déterminants dans l'apparition des maladies génétiques.

Dans notre étude, la fréquence des taches chez les consanguins était élevée soit 37,5% (cf. tableau IX) mais il n'y avait de liaison statistiquement significative entre la consanguinité et la présence de tache. Cependant la fréquence de la consanguinité dans notre échantillon était très faible, et une étude dans un autre milieu ou les mariages consanguins sont élevés, pourrait permettre de juger l'impact réel de la consanguinité sur l'apparition des TDN.

5.2.8. Répartition en fonction de la gestité de la mère

Si dans d'autres situations les malformations congénitales sont liées à l'âge de la mère, dans notre étude, la gestité de la mère est déterminante dans l'apparition des TDN.

La fréquence des taches dans chaque groupe de gestité était proportionnelle à la taille du groupe (cf tableau X). Cette fréquence était d'abord faible dans le premier groupe (373 nouveau-nés), a augmenté dans le deuxième groupe (764 nouveau-nés) et est redevenu faible dans le troisième groupe (33 nouveau-nés).

En plus, aucune autre étude antérieure n'a montré une liaison entre la gestité de la mère et la présence des TDN chez les nouveau-nés. Cette liaison retrouvée dans notre étude pourrait donc être fortement influencée par la subdivision de la gestité en groupes et d'autres études s'avèrent nécessaires pour confirmer nos résultats.

5.2.9. Répartition en fonction des malformations

Aucune malformation observée dans notre étude n'était spécifique à celle observée en association avec les TDN (gigantisme monomélique, troubles dysraphiques). La plupart de ces malformations était isolée et peut régresser sous traitement sans séquelles. Par contre certaines malformations (microcéphalie, syndrome de Prune Belly) demandent des investigations plus approfondies pour chercher une atteinte viscérale ou osseuse associée pouvant mettre en jeu le pronostic vital.

Dans l'ensemble la fréquence de ces malformations était faible. La fréquence de la polydactylie 1,8% était suprérieuer à celle observée par Prigent F. et Coll (0,3%) en France avec un échantillon de 306 nouveau-nés [31] et à celle observée par Castilla EE. Et Coll (0,16%) en Amérique latine avec un échantillon de 531 831 nouveau-nés [5].

Les polydactylies observées étaient toutes post axiales. En dehors d'un seul cas, c'était des polydactylies pédiculées sans duplication osseuse. Plusieurs auteurs avaient déjà montré la fréquence élevée de ces polydactylies post axiales dans la race noire [13].

Pour Cukier J. les bourses vides sont fréquentes chez les prématurés et leur incidence estimée à 1 pour 500 naissances vivantes soit 0,2% [7]. Dans notre échantillon, la fréquence des bourses vides était de 0,8%.

Ces anomalies ont été toutes observées chez les enfants nés à terme.

La fréquence des naevi naevo-cellulaires chez les enfants porteurs de malformation dans notre étude était plus élevée que celle des nouveau-nés sains. Ce résultat confirme celui observé par Castilla E. et Coll, avec une série de 531 831 nouveau-nés (dont 9 995 portaient des malformations).

En effet ils ont trouvé que la fréquence des naevi pigmentaires chez les nouveau-nés porteurs de malformations (1%) était plus élevée que celle des nouveau-nés sains 0,2% [5]. Mais dans leur étude les lentigos ont été séparés des navi naevo-cellulaires.

5.2.10. Autres lésions cutanées

La fréquence de l'érythème toxique dans notre échnatillon était de 3,1%.

Cette fréquence était inférieure à celle observée par Jacobs AH. Et Coll (30,3%) [18] avec un échantillon de 508 nouveau-nés de 48 heures en Californie, et à celle observée par Prigent F. et Coll (30,5%) avec un échantillon de 306 nouveau-nés de moins de 7 jours en France [31].

Cette différence est due, soit à la différence d'âge dans ces trois études (en effet l'érythème toxique est une dermatose transitoire d'origine inconnue qui apparait vers le troisième jour de vie et qui disparait au cours de la première semaine de vie); soit à une réelle différence entre les populations de nouveau-nés étudiées.

L'hypertrichose sacrée est souvent associée à un angiome, à un méningocèle, ou à une diastématomyélie sous-jacente. Dans les deux cas observés dans notre échantillon, ces signes n'étaient pas associés.

Dans notre étude un seul enfant (0,08%) portait une mèche de cheveux blancs. Cette fréquence était de 0,3% dans notre étude menée par Alper JC et Coll sur 4 641 nouveau-nés [2]. Cette différence peut être attribuée à une différence d'échantillonnage ou à une réelle différence entre les étudiées. La mèche de cheveux blancs est souvent associée aux taches achromiques de la sclérose tubéreuse de Bourneville.

Elle est également observée dans le piebaldisme et le syndrome Waardenburg : le *piebaldisme* est une hypomélanose congénitale, se transmettant selon le mode autosomique dominant et qui se caractérise par une mèche blanche frontale, et des macules achromiques sur la face antérieure du thorax et sur les membres en épargnant les extrémités.

Dans le *syndrome de Waardenburg*, outre l'hypomélanose cutanée, il existe une surdité de perception, une hétérochromie irienne et une dysmorphie faciale. Dans notre cas cette mèche de cheveux blancs était isolée.

On peut observer la mèche blanche dans le vitiligo du cuir chevelu mais celui-ci est acquis et survient chez l'adolescent ou l'adulte.

Conclusion

Au terme de cette étude, nous pouvons conclure que la fréquence des taches de naissances (TDN) est élevée dans notre Echantillon. En comparaison avec les études menées en Europe et en Amérique, nos résultats confirment la forte prévalence des lésions pigmentées, particulièrement des taches mongoliques chez les nouveau-nés de race noire. Ils confirment également la faible fréquence des angiomes plan quelque soit la race des nouveau-nés examinés.

Parmi les facteurs susceptibles d'influencer l'apparition des TDN, nous avons trouvé une liaison statistiquement significative avec la gestité de la mère ($0,02 < P < 0,05$). Mais, plus la gestité est élevée, plus la mère est plus âgée. Une étude prenant en compte l'âge de la mère pourrait donc éventuellement situer la part réelle de la gestité dans l'apparition des TDN.

Un suivi prolongé des nouveau-nés à risque (présentant des naevi géants, des multiples taches café au lait ou des taches achromiques) est nécessaire pour déterminer si les TDN observées sont absolument bénignes. Notre étude pourrait donc être complétée par des études prospectives des aspects cliniques et évolutifs des TDN chez les nouveau-nés de la ville de Ouagadougou.

Des biopsies cutanées sont nécessaires pour ce suivi. Dans le cadre d'études prospective, ces biopsies cutanées avec examens histologiques des pièces, pourraient éventuellement rechercher pourquoi les lésions pigmentées sont très nombreuses chez les nouveau-nés de race noire.

BIBLIOGRAPHIE :

1. Achten G, Ledoux-Corbusier M. **Naevus mélanocytaires et mélanomes malins.** dans : Saurat JH, Laugier P, Grosshans E, Lachapelle JM, eds. Dermatologie et Venerologie. 2è edition. Paris Milan Barcelone Mexico : masson, 1990 : 575-580.
2. Alper JC, Holmes LB, Walton RG. **The incidence and significance of birthmarks in a cohort of 4.641 newborns.** Pediatric Dermatology 1983;1 :58-67.
3. Bonerandi JJ, Gros JJ. **Naevus mélanocytaires** (Prise en charge des). Dans : Dubertret L. Therapeutique Dermatologique. Paris : flammarion, 1991 :399-401.
4. Bonnet Blanc JM, Bedane C. **Purpuras.** Encycl Med Chir. (Paris), Dermatologie, 12270 A-10, 1991, 6P.
5. Castilla EE, Da Graca Dutra M, Oriodi Parreiras IM. **Epidemiology of congenital pigmented naevi : incidence rates and relative frequences.** Br J Dermatol 1981 ; 104 :307-315.
6. Cribier B, Grosshans E. **Histologie de la peau normale et lésions Histopathologiques élémentaires.** Encycl Med Chir. (Paris), Dermatologie, 12-220-A-10, 1994, 9P.
7. Cukier J. **Urologie infantile.** dans : Patel JC, et eds. Pathogie Chirurgicale. 3è edition. Paris : masson, 1978 :902.
8. Daniel F. **Dictionnaire de dermatologie.** Paris Malan Barcelone Mexico : masson, 1990 : 731 P.
9. Dutheil P, Enjoras O, Guillemette J, Escande JP. **Phenomènes de regression des neavi pigmentaires congenitaux.** Nouv dermatol 1994 ; 13 :782-785.
10. Enjolras O. **Angiomes : hémangionmes et malformations vasculaires.** Encycl Med Chir. (Elsevier, paris), Dermatologie, 12-715-A-10,1996 ? 9P.

11. Enjolras O. **Angiomes.** dans : Dubertret L. Thérapeutique dermatologique. Paris : flammarion, 1991 : 54-59.
12. Friedel J, Heid E, Dallara JM, Grosshans E. **Naevus pharmacologiques ou fonctionnels.** Ann Dermatol Venerol 1991 ; 72 :55-57.
13. Gilbert A, Clavert JM, De Carmoy R. **Malformations congénitales de la main.** édition techniques. Encycl Méd Chir. (Paris-France), appareil locomoteur, 15-220-A-10, 1995,10P.
14. Hewitt J. **La peau, ses fonctions, ses lésions, ses pathologiques,** Vol 4. Paris : glaxo, 1977: 96 P.
15. Hewitt J. **La peau, ses fonctions, ses lésions, ses relations pathologiques,** Vol 7. Paris : glaxo, 1979 :96 P.
16. Hewitt J. **La peau, ses fonctions, ses lésions, ses relations pathologiques,** Vol 1. Paris : glaxo, 1976 :90 P.
17. Hizawa K, Lida M, Matsumoto T, Korhogi N, Kinoshita H, Yao T. et al. **Cancer in Peutz-Jeghers syndrome.** Cancer 1993 ; 72 :2777-2781.
18. Jacobs AH, Walton RG. **The incidence of birthmarks in the neonate.** Pediatrics 1976 ; 58 :218-222.
19. Karvonen SL, Vaajalahti P, Marenk M, Janas M, Kuokkanen K. **Birthmarks in 4.346 Finnish newborns.** Acta Derm Venerol (Stockh) 1992 ; 72 :55-57.
20. Larrègue M, Marchac D, Giacomoni PH. **Naevus pigmentaires.** Encycl Med Chir. (Paris), Dermatologie, 12705 A-10, 2-1980.1-10.
21. Larrègue M, Prigent F, Grosshans E. **Neurocristopathies.** dans : Saurat JH, Laugier P, Grosshans E, Lachapelle JM, eds. Dermatologie et Venerologie. 2^è edition. Paris Milan Barcelone mexico : masson, 1990 :442-447.
22. Lemarchand-Venecie F. **Angiomes.** dans : Saurat JH, Laugier P, Grosshans E, Lachapelle JM, eds. Dermatologie et Venerologie. 2^è edition. Paris Milan Barcelone mexico : masson, 1990 :426-434.
23. Lorette G, Larrègue M. **Pratique de la dermatologie pédiatrique.** Paris : doin, 1989 :1-4
24. Ministère de la santé, secrétariat général, direction des études et de la

Planification. **Statistiques sanitaires 1995**. Ouagadougou : 1996 ; 109 P.

25. Ministère de l'économie des finances et du plan, INSD, bureau central du recensement. **Recensement général de la population du 10 au 20 décembre 1996,** résultats provisoires. Ouagadougou 1996 ; 100P.

26. Ministère de l'économie des finances et du plan, INSD. **Le profil de la pauvreté au Burkina Faso**. Ouagadougou : 1996 ; 149 P.

27. Moulin G. **Leçons de dermatologie**. Villeurbanne : simep, 1974 : 107 P.

28. Ortonne JP, Brocard E, Floret D, perrot H, Thivolet J. **Valeur diagnostique des taches café-au-lait (T.C.L.)**. Ann Dermatol Venerol 1980 ; 107 : 313-327.

29. Ortonne JP. **Dyschromies**. Encycl Med Chir. (Paris), 5-1978, Dermatologie, 12280 A-10.11-26.

30. Ortonne JP. **Les troubles de la pigmentation cutanée**. dans : Saurat JH, Laugier P, Grosshans E, Lachapelle JM, eds. Dermatologie et Venerologie. $2^{è}$ edition. Paris Milan Barcelone mexico : masson, 1990 :401-422.

31. Prigent F, Vige P, Martinet C. **Lésions cutanées au cours de la première semaine de vie chez 306 nouveau-nés consécutifs**. Ann Dermatol Venrol 1991 ; 118 :697-699.

32. Rayaud F, Calza AM. **Tumeurs cutanées de l'enfant**. Encycl Med Chir. (Paris-France), Pédiatrie, 4113 D-20, 2-1990,14 P.

33. Saurat JH. **Angionkératomes**. dans : Saurat JH, Laugier P, Grosshans E, Lachapelle JM, eds. Dermatologie et Venerologie. $2^{è}$ edition. Paris Milan Barcelone mexico : masson, 1990 :438-439.

34. Thuilleux G, Sicard JF. **Brûlures de l'enfant**. Encycl méd Chir. (Paris), pédiatrie, 4113 D-10, 9-1980,20 P.

35. Walton RG, Jacobs AH, Cox AJ. **Pigmented lesions in newborn infants**. Br J of Dermatol 1976 ; 95 : 389-396.

36. Zarour H, Hesse S, Bonerandi JJ, Grob JJ. **Physiologie cutanée : biologie du système mélanocytaire de la peau**. Encycl Med Chir. (Elsevier, Paris), Dermatologie, 12-235-A-10,1995, 1-14.

Annexe 1

CHOIX DES MATERNITES ET LOCALISATION DES GRAPPES SELON LA METHODE DES EFFECTIFS CUMULES

MATERNITE	EFFECTIF EN 1996	INTERVALLE DES EFFECTIFS CUMULES		GRAPPES
		DEBUT	FIN	
Clinique Inna	100	1	100	
Clinique Notre Dame	31	101	131	
Clinique Mahanaim	150	132	281	
Clinique sainte Caroline	110	282	392	
Maternité kossodo	782	393	1174	G1*
Maternité du secteur 21	1237	1173	2411	G2 G3
Maternité Pogbi	1831	2412	4242	G4 G5
Maternité Paul VI	2442	4243	6684	G6 G7 G8 G9
Maternité Yennega	2209	6685	8893	G10 G11 G12
Maternité Gounghin	2614	8894	11507	G13 G14 G15
Maternité du CHN-YO	3503	11508	15010	G16 à G20
Maternité saint Camille	7252	15011	22262	G21 à G30

*G = grappe

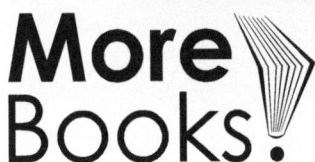

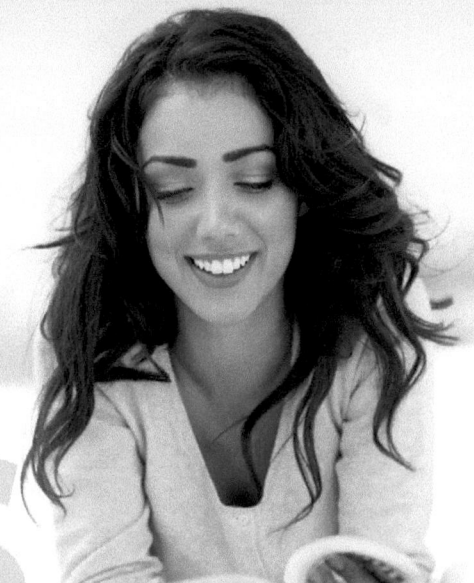

Oui, je veux morebooks!

I want morebooks!

Buy your books fast and straightforward online - at one of the world's fastest growing online book stores! Environmentally sound due to Print-on-Demand technologies.

Buy your books online at
www.get-morebooks.com

Achetez vos livres en ligne, vite et bien, sur l'une des librairies en ligne les plus performantes au monde!
En protégeant nos ressources et notre environnement grâce à l'impression à la demande.

La librairie en ligne pour acheter plus vite
www.morebooks.fr

VDM Verlagsservicegesellschaft mbH
Heinrich-Böcking-Str. 6-8
D - 66121 Saarbrücken

Telefax: +49 681 93 81 567-9

info@vdm-vsg.de
www.vdm-vsg.de

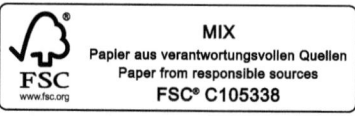

Printed by Books on Demand GmbH, Norderstedt / Germany